一看就懂！经皮毒女性全书

［日］池川明　著

蔡京春　译

中国出版集团

中译出版社

图书在版编目（CIP）数据

　　一看就懂！经皮毒女性全书 ／（日）池川明著；蔡京春译. 一北京：中译出版社，2020.1（2021.6重印）

　　ISBN 978-7-5001-6019-9

　　I.①一… II.①池… ②蔡… III.①毒物－排泄－基本知识 IV.①R161

　　中国版本图书馆CIP数据核字（2019）第174471号

ANATA NO KARADA GA ABUNAI! TAIJI · SHINSEIJI GA ABUNAI!!
JOSEI WO NAYAMASERU KEIHIDOKU

Copyright © Akira Ikegawa

All rights reserved.

First original Japanese edition published by Nitto Shoin Honsha Co.,Ltd.,Japan.

Chinese (in simplified character only) translation rights arranged with Nitto Shoin Honsha Co.,Ltd.,Japan.

through CREEK & RIVER Co., Ltd. and CREEK & RIVER SHANGHAI Co., Ltd.

版权登记号：01—2019—1305

出版发行：中译出版社
地　　址：北京市西城区车公庄大街甲4号物华大厦6层
电　　话：（010）68359376；68359827（发行部）；68357328（编辑部）
传　　真：（010）68357870
邮　　编：100044
电子邮箱：book@ctph.com.cn
网　　址：http://www.ctph.com.cn

总 策 划：张高里
策划编辑：郭宇佳
责任编辑：郭宇佳
装帧设计：潘　峰

排　　版：北京中文天地文化艺术有限公司
印　　刷：山东新华印务有限公司
经　　销：新华书店

规　　格：710mm×1000mm　1/16
印　　张：13
字　　数：130千字
版　　次：2020年1月第1版
印　　次：2021年6月第2次

ISBN 978- 7-5001-6019-9　　　　**定价：**42. 80元

序

自竹内久米司、稻津教久两位博士的著作《一看就懂！图解经皮毒》出版以来，很多读者了解了日用品中所隐藏的经皮毒的危害。

有害化学物质通过皮肤被吸收到体内并危害健康的事实，也是身为产科医生的我长久以来关注的问题之一：转化为经皮毒的有害化学物质的影响对胎儿和新生儿最为直接，其毒性还会引发生殖器官异常及妇科疾病的增加。

事实上，30年前还很罕见的子宫内膜异位症病例如今在急剧增加，乳腺癌、子宫癌、卵巢癌等女性相关癌症的发病率均在上升。与此同时，明显提前的初经、闭经、不孕等症状也在增加，与妇产科相关的医疗领域也在发生巨大的变化。在解释这些现象的过程中，我所想到的正是经皮毒。

于是，本书试以"经皮毒"这一概念为线索，与读者共同探讨妇科疾病的相关话题。

本书提及的化学物质指的是构成物质的所有元素。人体是由化学物质构成的，而日用品和食品也是由化学物质构成的。其中，把对人体产生有害影响的化学物质称为有害化学物质。

有害化学物质一般由石油为原料制成，由于其是人工合成的物质，故称其为合成化学物质，这种合成化学物质就是引起诸多妇科疾病的要因之一。

妇科疾病的发病原因不止一种，为了能够让读者根据自身情况作出相应判断，关于妇科疾病的原因、预防以及治疗的信息，本书尽可能做到面面俱到，如果能对读者有一定的参考价值，我将不胜荣幸。

池川明

测测你与经皮毒的关系?

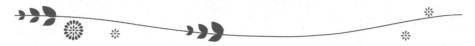

请在下列描述中勾选出最贴近你生活习惯的选项。

☐ 没有听说过经皮毒这个词。

☐ 没有意识到日用品的危害性。

☐ 有洁癖。

☐ 每天一定化好妆后才出门。

☐ 每天都会洗头。

☐ 饭后一定会使用牙膏刷牙。

☐ 每个月至少去一次美发店烫发或染发。

☐ 比较注重打扮。

☐ 皮肤偏干，容易变得粗糙。

☐ 具有过敏症状。

☐ 使用卫生棉条。

☐ 多数时间是在外面吃饭或常吃快餐。

☐ 有过减肥经历。

☐ 在饮食方面从不考虑营养问题。

□ 喜欢吃较为油腻的食物。

□ 偏胖。

□ 不喜欢运动。

□ 很喜欢吃甜食。

□ 起居不规律的情况较多。

□ 有较大的工作压力。

□ 遇事容易想不开。

□ 在他人看来是认真、规矩的人。

□ 月经初潮时间较早。

□ 没有生过孩子。

□ 几乎没有考虑过环境问题。

你选出了几项呢？

20 个以上：受经皮毒危害的可能性较大。为了预防妇科疾病，请从日常生活习惯开始，重新审视自己的健康管理问题。

15—20 个：生活中仍然潜伏着经皮毒的危险性。请更加注意日用品的使用方法和营养管理。

10—14 个：生活中具有健康意识，请养成定期进行妇科检查的习惯。

9 个以下：从经皮毒的角度来说，健康管理比较到位，如能感觉每一天都过得很开心就更好了。

妇科疾病与我们经常使用的日用品有什么关系呢?

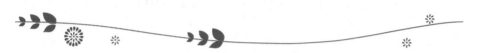

- 听说过妇科疾病和经皮毒的关系
- 想了解生活中的经皮毒知识
- 如何避免因经皮毒而患上妇科疾病

↓

请了解生活中的陷阱——经皮毒

- 身边的人曾患有妇科疾病
- 想对妇科疾病有更多了解
- 如何预防妇科疾病

↓

请正确认识妇科疾病

- 总是担心自己月经有问题
- 从未去妇科接受过检查
- 从未参加过妇科疾病定期检查

↓

请多了解一下月经的构成和妇科疾病的相关知识

- 今后有生孩子的打算
- 曾经疑似患有不孕症
- 对分娩和自己的身体感到不安

↓

请不要为分娩或不孕症的问题而独自烦恼

- 已经闭经或即将进入更年期
- 因绝经带来的身体不适而感到困扰
- 更年期已过,身体开始发胖

↓

更年期的问题是可以预防的

你是否正在担忧自己患有妇科疾病并为此感到不安?

如果发觉有如下症状,请阅读相应章节。

- 非经期有不正常出血的情况
- 白带增多并呈褐色
- 持续月经不调
- 感到下腹疼痛

⬇

这是子宫癌的常见症状

- 下腹部有坠胀感
- 便秘、排尿时有不适感
- 腰痛、下腹疼痛
- 有时感到恶心、想吐

⬇

这是卵巢囊肿的常见症状

- 痛经严重或是病症近期加重
- 经期时伴随腰痛、头痛
- 非经期也有性交痛、排便痛、排尿痛、体寒等症状
- 不容易怀孕(不孕症)

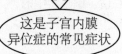

这是子宫内膜异位症的常见症状

- 感觉乳房有肿块
- 轻捏乳头会有血渗出
- 乳房红肿且发热
- 母亲或姐妹中有人患过乳腺癌

⬇

这是乳腺癌的常见症状

- 经期出血过多或感觉比以往有所增多
- 非经期有不正常出血的状况
- 贫血
- 腰痛、下腹疼痛、下腹鼓胀且感觉不适

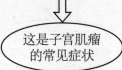

这是子宫肌瘤的常见症状

目 录

第**2**章　**从月经规律看女性健康——痛经、月经失调**

第5章　远离经皮毒性妇科疾病

第1章

环境激素的影响
正在悄悄逼近妇科疾病

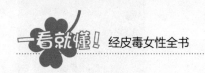

妇科疾病贵在早发现早治疗

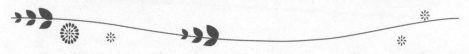

我经营着一家妇产科医院，经常会面对那些担心自己患上妇科疾病的女性。正在被月经失调困扰；被诊断为子宫内膜异位症，医生建议做子宫摘除手术，除了手术就没有其他办法了吗？已经结婚很久了，但始终难以怀孕；虽然个人认为还不至于去医院检查，但是最近的确痛经加剧，无法正常活动，该如何是好呢？……

有很多这样的女性，因为不好意思去妇科检查而犹豫不决，或担心自己是否要摘除子宫或进行高强度的激素治疗等。

其实，不仅是治疗妇科疾病，只要是医疗都伴有风险。关于疾病，正如东西方医学的差异，相应的治疗方法也是多种多样的。近些年，一直在提倡"Informed·Consent"（知情·同意）的医疗方针，其重要性在于使患者信任并接受治疗。

这种治疗的先决条件是患者对自身所患的疾病有充分了解，避免因害怕妇科诊察而拖延治疗，使病情恶化。妇科疾病贵在早发现早

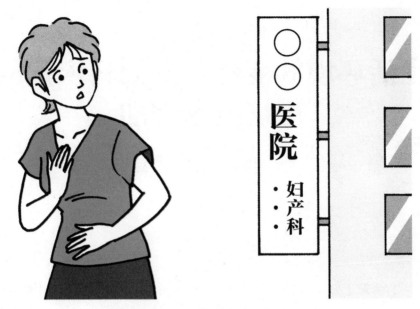

对于去妇产科检查总会望而却步，
但是早发现、早治疗比什么都重要

治疗，尽早诊察十分必要。

目前，大部分的妇科疾病都呈现出患者数量增加和发病人群低龄化的发展趋势，也有不少疾病给女性的日常生活和工作带来了诸多不良影响。关于妇科疾病，其疾病的构成、发病的原因、病情进展的原理等问题尚未究明。因无法确定病因，也就无法确立决定性的预防对策。

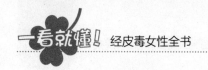
生活环境的变化促使妇科疾病的患病概率增加

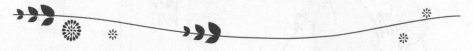

尽管关于妇科疾病的确切病因尚未解明，但已经有若干项因素被认为是妇科疾病的发病原因。纵观过去几十年，妇科疾病患者数量急剧增加，通过这一事实就会发现，现代女性生活环境的变化是原因之一。这些年，我们的生活方式有了天翻地覆的变化。20世纪人类文明和科学的发展，使我们的生活变得更加便利、舒适。生活中充斥着"物质"，而另一方面也失去了很多"物质"。

人类的历史至今已有数百万年，然而在近100年的时间里，人类的身体经历了从未有过的冲击。在适应新的环境方面，人类并没有那么灵敏。用肺呼吸，用两条腿站立……经过岁月的积累，人类适应了地球的环境，奇迹般地进化为高智能的动物。不知从什么时候开始，智慧却创造出了远远超过人类能力所能承受的事物。

汽车、轮船、飞机等交通工具的发展和电器产品的不断更新，彻底改变了人类的时间观念和信息观念。与此相伴，新的元素、新的产品也被陆续发现、开发出来，以致连地球的环境也发生了不小的改变。

从太古时期开始，女性就以与月亮圆缺相同的周期重复着排卵，拥有生育孩子的能力。多次直面女性分娩的我至今仍为其所动容，那就是生命的诞生是何等神秘，而这是在漫长的人类形成的过程中培育出来的。

瞬息万变的社会生活环境正在使一直孕育人类历史的女性的身体发生畸变。难道不是这样吗？不仅仅是妇科疾病，我甚至觉得被称为"现代病"的许多疾病都是人类的肉体因不堪忍受社会进化的速度而发出的悲鸣。

生活环境的变化是引发妇科疾病的重要原因之一。关于这个命题，相关学者一直在进行基于调查统计的实证研究，其中较有说服力的结论有：饮食生活的变化、生活日用品的变化以及女性社会地位的提高等。这些因素相互作用，使得妇科疾病不断增加。

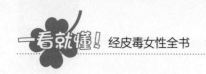

餐桌上的"风景"变了

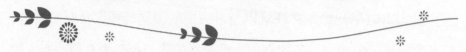

20世纪后半叶，发达国家的饮食生活发生了很大的变化。随着食品加工技术的发展，易于保存且制作简单的垃圾食品和速食食品面世，我们轻轻松松即可解决一餐问题。这些食品经过了多道工序，加入了大量的食品添加剂。

为了防虫害以及提高农作物的产量而喷洒农药，塑料大棚里的果实还未成熟就急于收获，甚至通过重组其遗传因子来改良品种。一年中任何时节都能吃到的蔬菜已不具备它本身应有的营养成分了。

部分家畜是在化学饲料和各种药物的浸泡下饲养的。人们在饲料中混入家畜肉的肉骨粉，是引发疯牛病的原因之一；从被工业废水和家庭废水污染的大海、江河中捕捞的鱼体内含有对人体有害的元素。据新闻报道：近海鱼中某些鱼体内的水银含量足以引发胎儿畸形。

食品添加剂和污染愈加严重的蔬菜、食用肉及鱼类、贝类已成为人体的巨大负担，食用垃圾食品和方便食品容易引起维生素和矿物质的缺乏并破坏营养的均衡。

在日常饮食中，欧美化的饮食生活进程加快，人类对乳制品和肉类的摄入量也增加了。这些食物中含有大量的饱和脂肪酸，容易形成胆固醇和中性脂肪，消化时需要特有的消化酶。

饮食生活的欧美化导致体内激素分泌紊乱，这与妇科疾病的增加也密切相关。女孩发育过早，女性激素就会过早分泌，导致之后激素平衡的失调。储存了过多中性脂肪的肥胖体质既容易产生癌细胞，也积蓄着许多会影响激素分泌的对人体有害的物质。

食用垃圾食品和过于激烈的减肥也会破坏体内的营养均衡，致使女性激素分泌不足。如果体内积蓄了像食品添加剂这样的有害物质，可能会对女性激素的活动形成各种各样的阻碍。

综上所述，现代饮食生活的改变会导致妇科疾病的增加。

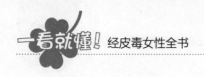

给每天使用的日用品的
安全性打个问号

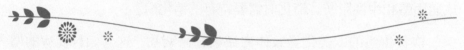

　　大量日用品是由石油中提炼出来的合成化学物质制成的，人们只关注到这些在 100 年前还未制成的全新物质的便利性，却未考虑它对人体是否安全。

　　由石油加工而成的化学物质开始泛滥，塑料和树脂制品陆续被开发出来，并以低廉的价格占据了我们的生活。制作简单且不易损坏的塑料制品，取代了之前使用的木制品、陶器及玻璃制品。塑料产品不断推陈出新，旧产品则被丢弃和淘汰。被丢弃的塑料和树脂制品形成了大量的垃圾，使地球环境愈加恶劣。

　　我们每天使用的洗涤剂和化妆品都是批量生产的。可以将水和油融合到一起的表面活性剂被用在各种各样的日用品中，若不适量使用，会对人体产生危害。此外，防腐剂、染色剂、香料等一些可能危害人体健康的合成物质也被添加其中。

我们应当对每天都在使用的日用品的安全性打一个问号。事实上，日用品中所含有的合成化学物质也会经由皮肤进入体内，从而对身体造成危害。

经由皮肤吸收的有害化学物质，本书称之为经皮毒，我们认为它对女性和孩子所产生的不良影响尤为巨大。

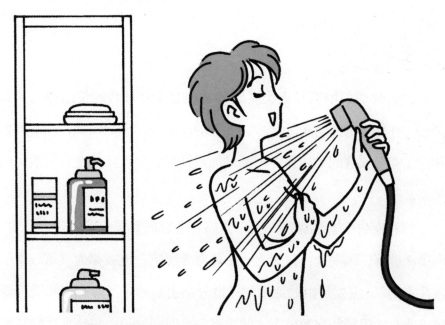

洗涤剂和化妆品经由皮肤进入体内，从而引发妇科疾病

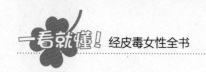
社会压力是诱发妇科疾病
的原因之一

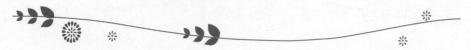

妇科疾病的增加与人类文明的发展及女性社会地位的提高关系紧密。在如今的高学历社会中，女性的晚婚现象愈加频繁，高龄产妇和"丁克"家庭的数量也在不断增加，这与妇科疾病的发病有很大的关系。

妇科疾病中，乳腺癌、子宫体癌、子宫内膜异位症、子宫肌瘤、卵巢囊肿等，因受女性激素之一的雌激素影响，也被称为"雌激素依赖性疾病"，主要是由雌激素的过量分泌引起的。高龄生产和无生育经历的女性因月经次数较多，雌激素分泌时间过长，被认为更容易患上雌激素依赖性疾病。

女性社会责任的增加、作息时间不规律、精神压力过大等都会导致激素平衡的异常，也与妇科疾病的发病有关联。月经原本就容易受到精神因素的左右，会因压力和过劳而停止。

很早以前，压力就被认为是生活习惯病的诱因，于妇科疾病亦是如此。女性的激素分泌与妇科疾病的发病有着密切的关系。有时，精神上的压力会使激素分泌的平衡发生很大的改变；而似乎与妇科疾病没有关系的体寒、肩部酸痛、皮肤粗糙以及水肿等症状，有时也因激素分泌失调而起。

女 性 专 栏 1

决定男女两性的性激素

激素是由体内特定的器官分泌的、随着血液和体液在人体内循环的、以微量就可对特定组织产生作用并进行调节的化学传递物质。其中，性激素是决定男女性别的激素。

不同的性激素催发出男女不同的性征，使男性具备男性应有的体征和生殖功能，女性具备女性应有的体征和生殖功能。

调节性激素分泌量的是脑垂体分泌的促性腺激素。此激素可以监视和控制各个性激素的分泌量，使其保持一定的水平。

● 男性激素

男性激素也可称为雄性激素，主要由睾丸分泌，以睾丸素为

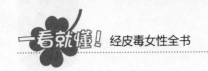

代表。进入青春期后，男性开始长胡须、变声，这些都是睾丸素在起作用。

● 女性激素

女性激素主要由卵巢分泌，有雌激素和孕激素两种女性激素。

这两种女性激素的分泌量交互改变，可以控制月经周期中卵巢和子宫的变化以及排卵和月经。

女性的性腺激素是被称作 FSH（卵泡刺激素）和 LH（黄体生成激素）的激素，它们调节雌激素和孕激素的分泌量，控制排卵的规律。

引发子宫癌的预防流产药物

前文中提到有害化学物质也是引发妇科疾病的原因之一，那么化学物质对女性的身体会产生怎样的影响呢？

化学物质与妇科疾病有密切关系这一事实浮出水面是在 20 世纪 50 年代，一种被称为预防流产药物 DES（乙烯雌酚）的激素剂风靡美国之后。

DES 是化学合成物质，能够对女性激素中的雌激素产生作用。

DES 作为预防流产的药物效果虽显著，但 20 世纪 70 年代后，大量事实证明用药后生下来的孩子年轻时就患上癌症的概率极高。服用 DES 的母亲所生下的女孩年轻时患上阴道癌、子宫癌和卵巢癌等情况很多，男孩则会患上睾丸癌、前列腺癌等，而这些生殖器官的癌症原本是年轻人不易病发的。

通过之后的调查得知，女孩还容易出现先天性激素平衡异常，男孩容易出现精子数量少、睾丸下降不全（睾丸停留）、输尿管萎缩

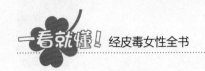

等病症。虽然事态明了之后相关国家便禁止使用 DES，但是 20 年持续使用所留下的后遗症延续至今。

　　至于 DES 为什么会导致生殖器官癌症多发的问题，直到现在仍具争议。虽然还没有定论，但是从这种药物是合成激素制剂且所患癌症部位集中于生殖器官这一事实便可推断，应是合成激素制剂的副作用波及了胎儿，胎儿在形成生殖器官的过程中受到了某种影响。

与女性激素具有相同作用的
化学物质和环境激素

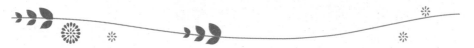

　　DES 是一种具有与雌激素相同作用的合成化学物质，两者的化学结构极为相似，以致过去曾有人试图用塑料的原料——双酚 A 来制造合成雌激素。也就是说，在塑料中原本就存在具有雌激素作用的化学物质，这种化学物质会对女性起到有益的作用，但也有造成恶劣影响的危险性。

　　几乎在发生 DES 问题的同时，蕾切尔·卡逊（Rachel Carson）在她的著作《寂静的春天》中向世人揭示了农药 DDT（双对氯苯基三氯乙烷）在威胁着野生动物生殖功能这一事实。人类创造出的新的化学物质，不仅仅对人类，其影响也波及了野生动物。

　　此后，西奥·科尔伯恩（Theo Colborn）在其 1996 年出版的著作《被偷走的未来》中也发表了一项调查结果，指出正是排放到美国五大湖里的废弃物 PCB（多氯联苯）引发了栖息在周边的野生动物

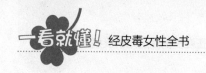

和周边居民的生殖异常和发育异常。从此，"环境激素"一词引起了世人的关注和议论。

环境激素，准确地说，应该叫作干扰内分泌化学物质，即存在于环境中、进入人体内扰乱内分泌作用（激素作用）的物质。

环境激素究竟是什么

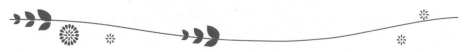

　　环境激素被发现的时间并不长，因此环境激素到底是怎样的物质，具有什么样的作用，会产生怎样的影响等问题尚未被清楚地解答。

　　长久以来，人们普遍认为，化学物质的量越大、浓度越高，其毒性也就越强；一旦超过了一定的量和浓度，就会挥发出强烈的毒性。可怕的是，环境激素以人们想象不到的、极少的量就能显示出其危害性。例如，在公害病中提及的化学物质，其引发疾病障碍的量是以 ppm（一百万分之一克）为单位计算的，而环境激素引发疾病障碍的量却是以 ppb（十亿分之一克），甚至 ppt（万亿分之一克）为单位计算的。

　　其实，生物体所分泌的激素原本就是极微量地作用于各个器官的，这样看来，环境激素以极低的量就能发生作用或许也是理所当然的。但是，生物体内的激素是在微妙的平衡之上发挥作用的，与侵入体内的环境激素并不相同。因此，调查研究环境激素的本质也是非常困难的。

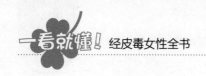

在世界各地频发的
野生动物生殖异常现象

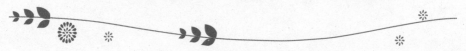

那么，环境激素搅乱生物体内的激素又是怎么一回事呢？据已知的资料显示，激素并不是单独发挥作用的。生物体中，在需要激素作用的部位上存在着接受激素的受体（Receptor），只有激素与受体结合起来，激素才会对所在的组织和器官产生作用。

与雌激素具有相似作用的环境激素，主要是和存在于生殖器部位上的雌激素受体相结合，从而妨碍原有雌激素的活动。

雌激素并非人类女性的专属之物，男性体内多多少少也会分泌一些，而且各种器官都有雌激素的受体。人类以外的生物体，不论雌体内还是雄体内也都有雌激素及其受体。

排放在环境中的化学物质是否引发了野生动物生殖功能的异常呢？《被偷走的未来》一书揭露的是栖居在美国五大湖周边的野生动物的生殖异常。事实上，20世纪后半叶，在世界各地发现了很多野生动物生殖功能异常的现象。

野生动物的生殖功能异常表现为雌性变雄性、雄性阴茎变短等现象，其原因是化学物质污染了生物栖息地，而这些化学物质正是被疑似为环境激素的物质。

多数报告指出，化学物质造成的环境污染不仅威胁了野生动物的生殖功能，甚至会导致野生动物的灭绝。

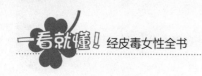

在人类的精子中也发现了生殖异常

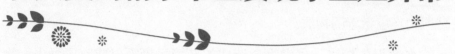

　　根据丹麦生育学专家尼尔斯·斯卡克贝克（Niels Skakkebaek）博士于 1992 年发表的调查可知，1938—1990 年间，成年男子每毫升精液中精子的平均数从约 1.13 亿个减少至约 0.66 亿个，精液量也减少了约 25%，精子的数量在 50 多年里约减少了 50%。

　　同时进行的调查也显示，每毫升精液中精子数量超过 1 亿个的男性人数也在减少。比利时学者发表的一项研究报告指出，成年男子精液中的异常精子数量正在急速增加。

　　在日本，也有关于以人工授精为目的而收集的精液调查报告。庆应大学 1948 年开始进行的人工授精研究对 20—25 岁的健康日本男性的精液进行了调查。调查结果显示，1970—1998 年间精子的浓度有所降低。其中，1990—1998 年间采集的精子的浓度降低尤为显著。

　　精子浓度或生殖功能发生异常，一般认为是胎儿期（男性的睾丸形成期）所受的不良影响所致。如果调查对象是 20—25 岁的男性的精液，那么就可推测出这些男性是在 20 世纪 40 年代后期到 70 年代后期受到了某些因素的影响。

那个年代恰好是日本经济高速增长期，是工业煤烟对大气造成污染、公害问题异常严峻的时期，生活在那个年代的人们承受了环境激素的巨大危害。

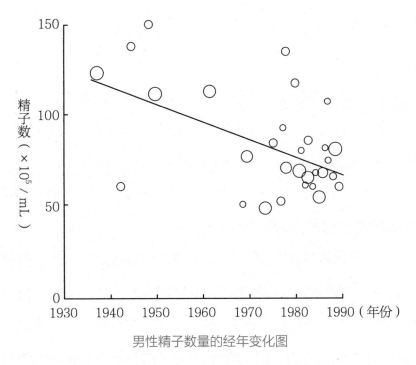

男性精子数量的经年变化图

资料来源：卡尔森，《基于 1938—1990 年发表的 61 份报告的统计》，1992 年。

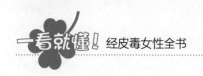
早发闭经与卵子数量减少有关

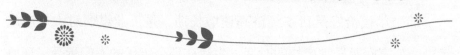

不仅仅是精子异常的问题，在 20 世纪后半叶，女性的卵子数量也发生了某些变化。

卵巢中的卵子数量，在胎儿发育至五六个月时最多，约有 700 万个；之后，随着胎儿的成长，卵子的数量逐渐减少，出生时约为 200 万个；至青春期，当卵巢开始排卵时（月经出现时），一般会减少到 20 万—30 万个。在此之前的卵子处于减数分裂的细胞分裂过程中，排卵时细胞分裂活动会暂时停止。

在一个月经周期到排卵为止，会有几个到 200 多个卵子开始成长，如果没有怀孕，相应数量的原始卵泡将会流失。当卵子剩余约 2000 个的时候，排卵就会停止（绝经）。我们可以在不考虑因怀孕等造成的排卵中断的情况下计算一下卵子的数量：假设初经年龄为 13 岁，绝经年龄为 53 岁，那么排卵次数应为 400—500 次，而以每次排卵会失去约 100 个卵子计算，女性一生中会失去 4 万多个卵子。

月经初潮之前卵巢中的卵子数量本应足够一生之用了，但是现今早发闭经（提前绝经）的女性越来越多。换句话说，在很年轻的时候出现更年期症状而闭经，即患上青年性更年期障碍的女性患者增加了。

这是因为，在卵子进行细胞分裂时因某种原因使遗传基因受到了损伤，导致应有的原始卵泡的数量减少。

众所周知，高龄生产时发生染色体和遗传基因先天异常的概率较高，这与藏于卵巢中的卵子停止细胞分裂而静待被排出的时间过长有密切关联。

因此，可以设立这样的假说，即有害化学物质等外部因素损害了在卵巢中等待分裂的卵子的遗传基因，可排出的卵子数量越来越少，因此导致了提前绝经症状的多发。也就是说，女性能够进行排卵的卵子数量在减少是有可能的。

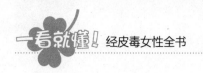

罗猴实验——揭示二噁英与子宫内膜异位症的关系

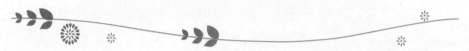

　　精子和卵子的异常现象自20世纪后半期开始出现，这个时间恰好与以石油为原料合成新化学物质泛滥的时期相重合，而这种现象究竟是否受新的化学物质和环境激素的影响，这一问题引发了广泛的议论。

　　罗猴实验的具体内容如下：每次以极少量且不等量地将环境激素二噁英分别注射到不同组别的罗猴体内，10年后再调查这些罗猴的生存状态。

　　调查报告显示，10年后，被注射二噁英的雌性罗猴中，有70%—80%都患有子宫内膜异位症，其中40%—70%为重症，根据注射量的不同，各组数据有所差异；而没有注射二噁英的罗猴，只有30%患有轻度子宫内膜异位症，重症则完全没有出现。此结果足以证明，对罗猴而言，二噁英与子宫内膜异位症的发病有关。

　　子宫内膜异位症和二噁英之间的关联性引起了人类极大的关注。虽然罗猴的雌性生理特点并不能完全照搬到人类女性身上，但是可以认为二噁英是引发子宫内膜异位症的危险因素之一。

　　罗猴实验的报告中还有如下分析结果：胎儿期从母亲体内吸收了二噁英的罗猴，患上子宫内膜异位症的概率更大。令人遗憾的是，在人类女性的子宫、卵巢以及分娩后的胎盘和羊水中也检测出了二噁英。

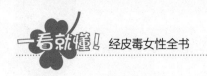

与环境激素相关的健康问题

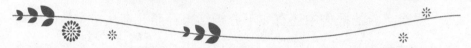

近 40 年里，子宫内膜异位症的患者数量增加了近 30 倍，子宫肌瘤、卵巢囊肿的发病率也呈逐年上升趋势。在与女性相关的癌症中，乳腺癌的发病率超过了胃癌，居于首位。此外、子宫体癌、卵巢癌的患者数量也呈现出增长趋势。

前文提到的尼尔斯·斯卡克贝克博士的研究报告中也提到，不仅仅是精子数量在减少，其他男性生殖器疾病，如睾丸下降不全、尿道下裂、输尿管萎缩等病症也在年轻一代中急速增加。在丹麦，睾丸癌患者数量在过去 50 年间增加了 3 倍，在其他的发达工业国家中也可见同样的倾向。

现在，被疑似与环境激素有关的健康问题有以下几种：

● 精子数量的减少与精子活动能力低下

● 睾丸癌、前列腺癌等疾病的增加

● 子宫内膜异位症、不孕症等疾病的增加

- 子宫癌、卵巢癌、乳腺癌等疾病的增加

- 外生殖器发育不全、尿道下裂、隐睾等疾病的增加

- 过敏、免疫功能下降

- 智商降低

- 性同一性障碍的增加

- 帕金森综合征的增加

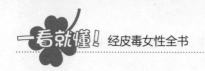

警惕可能存在的风险

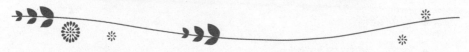

　　有关环境激素的议题，有一种引起极大争论的观点认为，生殖异常可能会引起男女性别比率的变化。有人对环境激素的影响持有强烈的怀疑态度，也有人认为两者之间没有任何关系；还有一些研究者

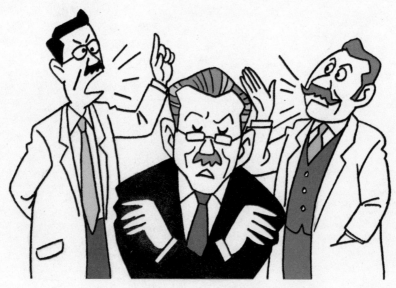

环境激素果真有害吗

站在环境激素是安全无害的立场上断言，之所以很多男婴会胎死腹中，罪魁祸首是任性妄为的父母和医生，并非环境激素的影响。

化学物质对女性和胎儿的影响，有些问题尚未得到科学的验证。关于化学物质的侵入途径和经皮毒的重大危害性，实证也是非常困难的。但基于自身的经验，我认为在本书中提到的化学物质对女性及刚出生的婴儿的确会产生不小的影响。请大家在判断其危险性和有害性的基础上，冷静地加以对待。

女·性·专·栏 2

"潜伏"在身边的环境激素

●二噁英

二噁英的毒性是氰化钾的1000倍。在罗猴实验中被认为造成子宫内膜异位症的物质就是二噁英，其被怀疑具有致癌性和引发胎儿畸形的催畸性。

有人认为，二噁英的激素作用会阻碍雌激素的正常工作，从而引发子宫内膜异位症和尿道下裂等病症。此外，也有人认为，二噁英会导致免疫功能的降低、特异性变态反应和过敏症状。

二噁英主要生成于燃烧塑料制品和合成化学物质的过程中，

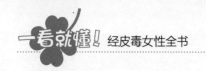
也会作为氯化系漂白剂、农药（杀虫剂）、化学肥料、洗涤剂等的副生成物产生，因此人体有可能从身边各种各样的日用品中受到污染。

最新研究表明，在人体内检测出了二噁英的受体。现如今，人们接触二噁英的机会越来越多，也许正因为如此，近年来受二噁英毒害的例子也在不断增多。

● 双酚 A

双酚 A 是聚碳酸酯树脂、环氧树脂的原料。聚碳酸酯树脂主要用于制作食品容器、奶瓶、CD 光盘、电子器械等，环氧树脂则主要用于制作罐子内侧的树脂涂层剂、涂料和黏着剂等。

双酚 A 具有高温熔融的性质，很有可能从食品容器、奶瓶、罐子、罐装饮料中熔融从而进入体内。

双酚 A 是与雌激素具有相似作用的环境激素，被认为会引起子宫体癌的癌细胞增殖，加速子宫肌瘤的成长。

● 邻苯二甲酸酯

邻苯二甲酸酯可用于制造聚氯乙烯制成的玩具、玻璃纸、人造皮革的可塑剂，以及用作化妆品、喷漆、黏着剂、染料等的挥发剂。

同样被认为与雌雄激素具有相似作用的环境激素，如果被胎儿吸收，可能会造成生殖器官异常和发育障碍。

● 壬基酚

壬基酚作为合成表面活性剂的成分存在于洗涤剂和洗发剂中，是被广泛应用于洗涤剂和石油制品的防酸剂中的化学物质。它具有与雌激素相似的作用，被认为可使乳腺癌细胞增殖。

● 苯乙烯

苯乙烯是泡沫聚苯乙烯的原料。现已确认桶装方便面的容器中可以释出苯乙烯，同样被认为与雌激素具有相似作用的环境激素，可能与乳腺癌的发病有关。

● 多氯联苯

多氯联苯（PCB）是一种工业化学物质，因美国五大湖的PCB污染而闻名，引发了居住在周围的野生动物和居民的多种生理障碍。

PCB具有与二噁英相似的结构，会起到阻碍雌激素活动的抗

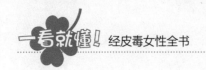

雌激素的作用。由于生物分解性差，虽然停产许久，但仍能在环境、人体和孕妇的胎盘中检测出。

● 双对氯苯基三氯乙烷

双对氯苯基三氯乙烷（DDT）是有机氯化系的杀虫剂，曾作为农药被大量喷洒，在世界范围内引起了野生动物的生殖异常。后多国制定了关于禁止制造、进口以及使用DDT的法令。但因其残留性很强，所以至今还可以在土壤和人体内检测到。

化学物质进入人体的三种途径

被疑为环境激素的化学物质不仅存在于环境当中，还存在于各类生活日用品和食品之中。甚至在我们体内，也积蓄着一定的环境激素。那么，环境激素到底是怎样侵入人体的呢？有没有办法防止其进入呢？

现在让我们了解一下有害化学物质是以什么途径进入人体的吧。

1. 经口吸收——与食物或饮品一同从口腔进入体内

我们入口的食物中含有很多的有害化学物质，如由合成化学物质制成的食品添加剂、含有农药的蔬菜、被污染的鱼类及用含药物饲养的食用肉类等，甚至在饮料中也含有少量二噁英。

这种经口吸收的途径被认为是最常见的方式，即环境激素或其他有害的化学物质几乎都是从口腔进入人体的。

经口吸收无论是吸收率还是毒性都很高，但肝脏的解毒功能可以将有害化学物质 90% 以上的毒性代谢出体外。

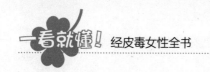

虽然二噁英也是经口吸收，但其代谢、解毒率非常低。在随粪便和尿液排泄之前，二噁英在肠内会被再次吸收并参与肠肝循环。

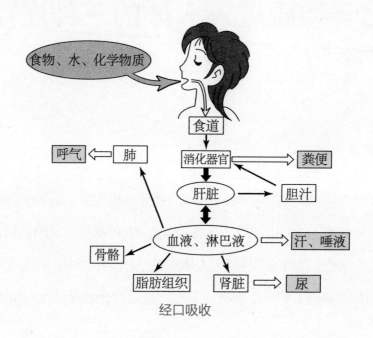

经口吸收

2. 经呼吸道吸收——与空气一起经由肺部进入人体

燃烧塑料和聚乙烯树脂时产生的二噁英会在空气中流通，汽车尾气中也含有二噁英。吸进这种被污染的空气就是"吸入"。

经由肺部进入人体的有毒化学物质不会经过器官代谢，而是直接被吸收到血液中，所以"吸入"是危险性很高的途径。吸进空气中的有害化学物质是任何人都无法避免的。在日本，二噁英在空气中的含量20世纪90年代曾达到峰值，近几年已经减少至70%以下。

现在，释放甲醛的建筑材料所造成的病态建筑综合征及吸入石棉造成的健康问题更受人们关注。

3. 经皮吸收——在接触、涂抹时经由皮肤进入体内

化学物质经由皮肤进入体内，就是所谓的经皮吸收，因很难让人明显感觉到，所以社会认知度较低。

其实人体经皮吸收有害化学物质的机会远比想象的要多。洗涤剂和化妆品等日用品中就含有以环境激素为首的有害化学物质。在我们接触聚乙烯制成的玩具、食品容器和衣服等物品时，也有可能经由皮肤吸收有害物质。此外，被排放至大气中的有害化学物质还有可能附着在肌肤上被吸收，虽然量极其微小。

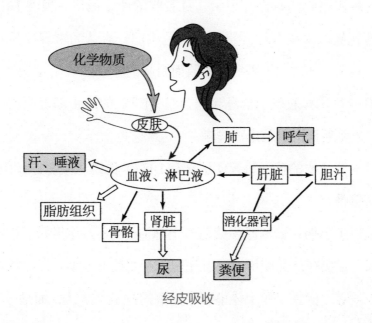

经皮吸收

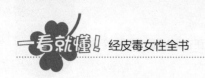

经皮毒引起的悲剧

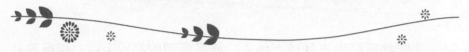

经皮毒引起的悲剧不胜枚举，本书介绍的防虫喷雾事件就是一个有力的佐证。

防虫喷雾中使用的驱虫剂避蚊胺（DEET）虽然经口吸收的毒性很小，经皮吸收的毒性却很大，且吸收的速度很快。虽然 DEET 很早之前就被认为具有神经毒性，但是人们一直认为常规使用没有问题。事实上，却发生了因经皮吸收而引起的事故。

◎一名 5 岁的孩子全身涂抹含有 DEET 的防虫喷雾两次后突然痉挛，入院后监测到脑电波异常。

◎一名 3 岁的孩子每天使用含有 DEET 的防虫喷雾连续两周后，引发脑障碍。

因以上事例，日本厚生劳动省于 2005 年 8 月作出如下规定：生产厂家一定要在产品使用说明上注明，不要让出生半年以内的孩子使用这种喷雾。但是，在上述事例中受害的并不是婴儿，而是 3 岁和 5

岁的幼儿。与我们大人相比，孩子的经皮吸收率要高得多。

市场上售卖的防虫喷雾，厂商在制作过程中注重的是如何不让使用者感觉到其对皮肤的刺激性，而忽视了它的毒性。即便是现在，仍有许多母亲没有意识到防虫喷雾的危害性，还在给孩子使用防虫喷雾。

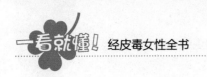
洗发水会引发子宫内膜异位症吗

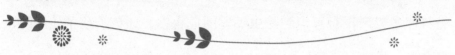

在吸收有害化学物质的三个途径中，于妇科疾病的预防而言，最希望大家注意的就是经皮吸收。因为毒素经由皮肤进入很难被明显感觉到，因此人们在不经意间就会使用含有有害化学物质的日用品。有一种说法是，含有合成表面活性剂的洗发水是引发子宫内膜异位症的原因之一。虽然没有得到证实，但是作为一名从业多年的妇产科医生，我认为这一说法的可信度很高。

皮肤表面的角质层具有防止外界异物进入体内的屏障作用，即使皮肤表面附着有害污物，其也能防止物质渗透到皮肤内部。这道屏障具有这样的特性，即越是分子量小（分子粒小）且具有脂溶性（可以溶解于脂类的性质）的化学物质，越易于通过。

而疑似为环境激素的化学物质或能引发癌症、过敏的有害化学物质，由于是由石油合成的，所以大都具有分子量小、脂溶性的特点。特别是可以使水油融合的合成表面活性剂，会破坏角质层的细胞壁，减弱皮肤屏障功能。

　　以洗发水为例，其成分中含有作为洗净成分的合成表面活性剂。此外，还有如保湿剂、抗氧化剂、金属封锁剂、保存材料、着色剂等多种合成化学物质。在这些添加剂中包含环境激素及具有致癌性的有害化学物质，合成表面活性剂则会促进它们的经皮吸收。

　　关于洗发水会引发子宫内膜异位症的原理可以这样解释：合成表面活性剂与自来水中的氯引起化学反应并生成二噁英，经由头皮吸收后，干扰了雌激素的活动。有报告指出，将现有洗发水、护发素替换成不含合成表面活性剂和石油化学物质，而是以天然成分为原料的产品，可以减轻子宫内膜异位症的症状。

　　通过洗发被吸收的环境激素或许是极少量的，但是持续使用会使经皮毒一点点在体内积蓄，用不了多久，就会扰乱原有女性激素的作用。

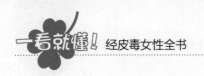
卫生棉条是子宫内膜异位症的诱因之一

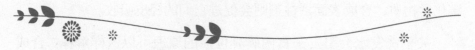

关于子宫内膜异位症，有一种说法是，卫生棉条与子宫内膜异位症的发病有关。

也许很难将卫生棉条和经皮吸收联系在一起，但在漂白卫生棉条时使用的氯化物漂白剂的副生成物就是二噁英，这被认为是引发子宫内膜异位症的原因之一。

插入卫生棉条的阴道尽管被黏膜所覆盖，却没有角质层这一道屏障，所以是最容易发生经皮吸收的部位。在美国曾发生过这样的事件，一位对化学物质过敏的女性因使用卫生棉条而出现人造纤维（卫生棉条的制造材料）中毒症状，最终休克死亡。卫生棉条的危险性从很早之前就已成为极具争议的话题。

曾有报道称，卫生棉条的使用者中有较多的子宫内膜异位症患者，但是一直被认为是卫生棉条堵住经血所致。而我认为，卫生棉条中含有的二噁英是引发子宫内膜异位症的原因之一这种说法是有一定道理的。

经皮毒的吸收率根据经皮吸收部位的不同而有差异。假设手臂内侧的吸收率为1，则头皮的吸收率为其3.5倍，额头为其6倍，腋下为其3.6倍，性器官为其42倍（参照下图）。口腔、肛门和阴道因由黏膜构成，因此可以推测这些部位的吸收率会更高。栓剂之所以具

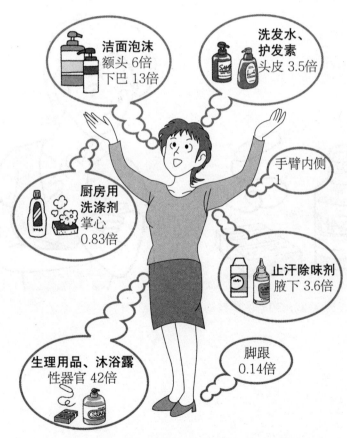

经皮毒的吸收率根据吸收部位的不同而存在差异

（假设手臂内侧的吸收率为1）

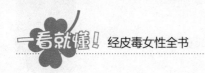

有即效性，就是因为黏膜的吸收率高。

　　不仅仅是卫生棉条，还有卫生巾、纸尿裤等也是直接与性器官接触的产品，但为了达到杀菌的效果，都使用了漂白剂。此外，洗发水、护发素、沐浴露、牙膏、避孕用具等也是在没有确认其安全性的情况下，就被直接用于吸收率高的身体的各个部位的。

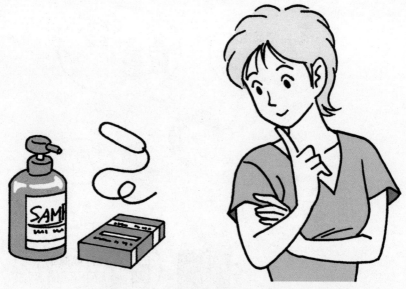

洗发水和卫生棉条都是子宫内膜异位症的诱因之一

甄选日用品，远离经皮毒

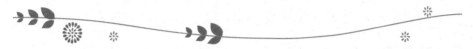

　　由于环境激素具有与雌激素相似或阻碍雌激素活动的作用，所以如果任其积蓄在体内，就有可能引发雌激素依存性的妇科疾病。每天使用的日用品中含有多种疑似环境激素的化学物质，这些化学物质很容易侵入并积蓄在体内，可以说这就是经皮毒与妇科疾病密切相关的原因。

　　在成为经皮毒的有害化学物质中，虽然有许多没有被归为环境激素，却被怀疑具有致癌性和引发脏器障碍的危险性。由石油合成的化学物质具有容易积蓄到脂肪组织的性质，所以如果几乎是由脂肪构成的乳房发生癌症的话，是与经皮毒脱不了干系的。

　　尤其是合成表面活性剂，它不仅会促进经皮吸收，而且被吸收进人体后仍可提高浸透率。从这一点考虑，也可以说含有合成表面活性剂的洗发水、护发素、沐浴露、厨房洗涤剂和洗衣液等都是具有高危险性的日用品。

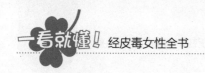

在化妆品中也有将合成表面活性剂作为乳化剂使用的产品。可增加保湿效果的湿润剂、可增色的着色剂以及香料、防腐剂等，很多在市面上销售的化妆品都添加了这些有害的石油化学物质。

有过敏或特异反应的敏感肤质的人，能够感受到用合成洗涤剂洗过的衣服的刺激感，这就是对皮肤有害的物质残留在衣物上的证据。

有些意识到这一点的洗衣店和美容院已经引进了对人体无害的产品。如果将这样的意识普及给大众，可能会改变世界的现状。

日用品和衣服是自己可以选择的产品。为了预防妇科疾病，对于那些与皮肤直接接触的日用品，我们要尽量不购买含有有害物质的产品，选择安全无害的产品。

女性专栏 3

经皮毒的 6 大危害

● 由于几乎感觉不到疼痛或刺激，所以很难察觉到皮肤在吸收有害化学物质。

● 与经口吸收不同，经皮吸收的有毒化学物质很难通过自然代谢排出。

●因为会随着血液和淋巴液在体内循环，所以经皮毒的不良影响可能会波及身体的各个部位。

●在成为经皮毒的化学物质中，有一些是可能会引发妇科疾病的环境激素或致癌物质。

●在每日多次使用的日用品中，有很多都含有有害的经皮毒物质。

●由于对化学物质的吸收量、积蓄状态、排出量因人而异，所以经皮毒的影响也不尽相同。

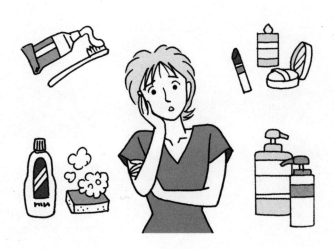

第**2**章

从月经规律看女性健康
——痛经、月经失调

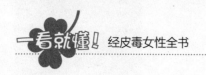
注意！痛经是妇科疾病的警示

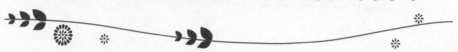

导致痛经和月经失调的原因很多，例如，社会的复杂化使精神压力不断增加，不规律的生活、在外就餐和食用速食食品导致的营养失衡，吹空调或穿着单薄引起的慢性冷寒症等。

此外，以环境激素为代表的有害化学物质过多地积蓄在体内也会导致痛经和月经失调。通过各种途径被吸收且积蓄在体内的有害化学物质会减弱免疫功能，干扰性激素的分泌，也会扰乱女性的月经规律。

在日常生活中只要稍微花点心思，有意识地减少体内积蓄的有害化学物质，就可以减缓痛经。尤其是经由皮肤吸收的经皮毒物质，想要远离它，完全可以从正确选择洗涤剂、化妆品等做起，这是抑制有害化学物质产生不良影响的有效手段。

这种因生活习惯和有害化学物质引起的痛经、月经失调，如果进一步恶化，就有可能并发子宫内膜异位症、子宫肌瘤、卵巢囊肿等妇科疾病。如今，几乎所有国家的妇科疾病的患者人数都呈逐年增加之势，与此同时，有痛经、月经失调等症状的患者人数也在逐年增加。激素分泌异常会诱发妇科疾病，而月经异常则可视作妇科疾病的征兆。

妇科疾病治疗应遵循早发现早治疗的原则。早期应对可以减轻症状，甚至可以治愈病症。平时就应该了解自己的月经规律，一旦发现月经异常就要更加留意。

因痛经和月经失调而感到不安的女性，有必要了解妇科疾病的相关知识、妇科检查的时机、妇科疾病的治疗方法及改善日常饮食的方法。

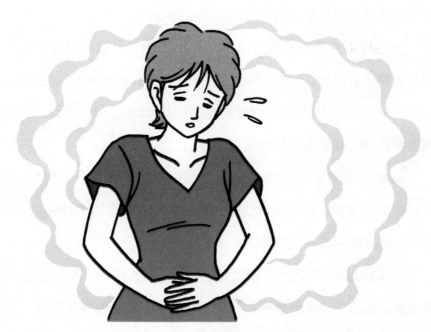

月经不调、月经异常可能是妇科疾病的征兆

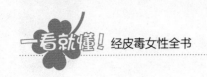

通过基础体温了解月经规律

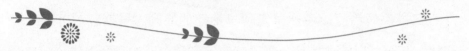

　　基础体温是显示女性身体健康的十分重要的"晴雨表"。通过测量基础体温可以得知易受孕的时间，除此之外，还可以从中监测出与女性身体状态息息相关的女性激素的分泌状况。

　　女性激素主要由卵巢分泌，其作用是调节月经。月经的主要作用是调整子宫内膜，使其能够促进卵子的成长以及为妊娠后受精、着床的卵子的安定作好准备。女性激素会引起排卵、月经活动，而基础体温则会随女性激素的分泌而上下浮动。

　　卵巢分泌的女性激素以血液为媒介，作用于各个组织和细胞。此时并不是激素自身作用于细胞，而是与细胞上的受体相结合并发出指令，细胞根据指令发挥功能。

　　如果因某种原因女性激素没有发出正确的指令，细胞就不会正常活动，进而引起多种障碍。如果女性激素没有正常发挥作用，月经规律就会被打乱。因此，确认基础体温是否有变化是十分必要的。

女·性·专·栏 4

基础体温的测量方法

　　基础体温最好是在身心平静时、刚刚睡醒后马上测量。因体温的变化仅为 0.3℃—0.5℃，很难用普通的体温计测量出来，所以建议使用最小刻度为 0.01℃的女性体温计。

　　为测出准确的体温，将体温计放入口中测量为好，只是，口中温度也因部位不同而有差异，如果每次测量的部位不同，那么所测得的温度也是不稳定的。舌下最深处突出部位的温度是较高且稳定的，因此可以选择在这个部位测量。

　　将测得的基础体温和月经周期一起标记在表中，如出现异常，也较容易判断。此时，如能分三个阶段标记经血量（如果有非正常出血的情况也要记入出血量），会对妇产科的诊断帮助较大。

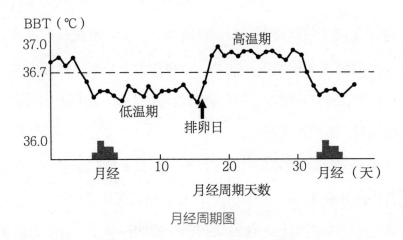

月经周期图

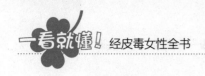

正常的月经规律是什么

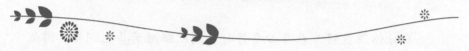

　　月经是生理上的循环周期，从月经来潮的第一天到下一次月经到来的前一天被认为是一个月经周期。

　　通常一个月经周期的时间在25—38天被视为是正常的，如果短于或长于这个时间则被称为月经失调。经期正常的出血时间为4—7天，如果很快就停止出血或出血一直持续没有停止，同样被判断为月经失调。

　　月经失调并非全都与妇科疾病有关，在青春期或临近绝经时也容易发生月经失调的情况。此外，精神压力大、过度疲劳、季节变化、搬家和就业环境的改变等也会引起月经失调。所以，也没有必要因月经周期不准而过于紧张。

　　如果长时间没有来月经或无月经时，首先应排除是否怀孕。如果没有怀孕却有3个月以上没有来月经，则建议接受检查。

　　在一个月经周期内，体温会按照一定的规律上下浮动，这就是基础体温。基础体温分为低温期和高温期，月经周期的第一天，即月经开始那天的体温处于低温期，自此 10—20 天后就会排卵；排卵刚刚结束时体温会升高 0.3℃—0.5℃，进入高温期；高温期约持续 10 天，之后体温再度回到低温期，不久就会开始下一个月经周期。

如图 2 所示，排卵时，只有一天的体温会下降，这就是排卵日的标志。大部分情况下，体温会比平时下降 1℃左右，排卵通常都是从这一天到体温不再上升的几天时间里进行的。

在此次排卵中如果没有怀孕，从排卵日到下次月经开始一般为 14 天，这个时间基本是固定的，所以月经周期的长短取决于上次月经结束到排卵日之间的天数。

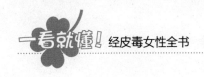
女性激素对月经的影响

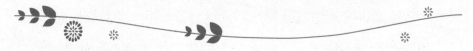

雌激素和孕激素这两种女性激素对月经的形成起到很大作用，在月经周期内的分泌量是有增减变化的。其中，与基础体温的上升密切相关的是由黄体分泌的孕激素的分泌量，卵泡所分泌的雌激素则会起到加厚子宫内膜的作用。

排卵后，卵巢内一旦形成黄体，孕激素的分泌就会旺盛起来，从而刺激体温中枢，推动体温上升。所谓黄体，即是卵子被排出后卵泡变化而成的，所以如果没有排卵就无法形成黄体。

黄体在下次月经开始之前会自然消失，与此同时，孕激素的分泌量也跟着减少，体温就会下降。如果怀孕了，黄体就会保留在卵巢内继续成长并起到保持怀孕状态的作用。在黄体成长的同时，孕激素分泌也十分旺盛，体温会维持在高温期。

孕激素的分泌量可以决定基础体温上升的时间长度和程度。如果形成了黄体，孕激素的分泌状况却不好，就会有黄体功能不全的情况（参照女性专栏5）。

除了以上两种女性激素，脑垂体分泌的 FSH（卵泡刺激素）和 LH（促黄体生成素）也与排卵有很大关系。FSH 是规律性分泌的激素，起到培育卵泡直到排卵日的作用。LH 是促进排卵的激素，卵泡即将成熟时，脑垂体就会迅速分泌出 LH，在其分泌量达到最大值的 24 小时后就会排卵。然后，在卵泡所在的位置上形成黄体，进而分泌孕激素。

FSH 和 LH 是对雌激素和孕激素的分泌下达指令的司令部。在卵巢中生成了足量的雌激素后，大脑就会察觉并迅速分泌出 LH，引发排卵并促使孕激素的分泌。也就是说，在卵巢中分泌的女性激素实则受制于大脑（间脑到垂体）。

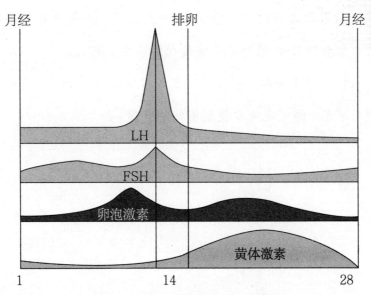

月经周期内各激素分泌量的变化图

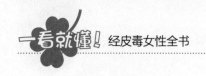
女性专栏 5

黄体功能不全

　　黄体功能不全指的是虽有排卵但基础体温的高温期比较短，黄体没有充分成长的状态。如果黄体功能不全，则无法正常形成适合受精卵着床的子宫内膜，最终结果就是不易怀孕或即使怀孕也容易流产。

　　黄体功能不全是由脑垂体分泌的 FSH（卵泡刺激素）和 LH（促黄体生成素）不充分而引起的孕激素分泌量过低，或雌激素与孕激素的平衡遭到破坏导致的。

　　如果基础体温的高温期少于 10 天，或低温期与高温期的温度差小于 0.3℃，就有可能是黄体功能不全引起的。

　　黄体功能不全的治疗方法一般是激素治疗，如以怀孕生产为目的而补充孕激素也可以使用排卵诱发剂。

女性激素的作用

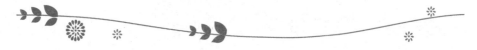

排卵后就有了妊娠的可能性。怀孕后为了使胎儿能够健康发育，有必要使母体保持平静的状态，孕激素就具有使女性心态平和的作用。产后女性的情绪有时会变得焦躁不安，这是产后女性体内的孕激素分泌量在急速减少的缘故。

如何改善女性的产后抑郁状态或伴随月经产生的焦躁不安的情绪呢？方法之一是尝试香熏疗法。含有 $\beta-$ 石竹烯的芳香精油可以起到平稳情绪的作用。

与孕激素的作用不同，雌激素可以使情绪变得兴奋。这是为了取得怀孕的机会而将女性的身体调整到活跃状态的方法。在容易怀孕的排卵日之前，雌激素的分泌量会增多。

雌激素和孕激素相互平衡，不仅在月经周期发挥作用，同时也作用于女性身体的诸多部位。因此，如果因妊娠、绝经、妇科疾病、激素不全以及生活环境变化等引起雌激素和孕激素

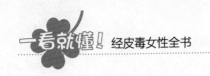

的分泌失衡，女性身体的各个部位都将会产生异变（参照女性专栏6）。

女性专栏 6

雌激素和孕激素的作用

女性激素不仅与月经和妊娠有关，也具有维持女性健康的重要作用。

一般认为，雌激素和孕激素具有如下作用，一旦分泌量下降或激素作用受到阻碍，就有可能引起某种健康障碍，应该说女性的健康是建立在两种激素平衡的基础之上的。

● **雌激素的主要作用**

（1）维持女性特有的细胞和组织的功能。保持女性特有的体形和细腻的皮肤，促进毛发的生长。

（2）抑制钙质流出，保持正常的骨密度。如果不能保持正常的骨密度，则有可能患上骨质疏松症。

（3）调节胆固醇。预防女性患上高脂血症。

（4）维持大脑功能。据说与抑郁症和痴呆症的发病有关。

● 孕激素的主要作用

（1）促进脂肪代谢。帮助脂肪转换为能量并促进皮脂分泌。

（2）促进骨骼形成。骨骼形成速度慢与骨密度降低都会引起骨质疏松症。

（3）有利于控制血糖值。可能与糖尿病的预防有关。

（4）有抑制抑郁症的功效。具有安神静气的作用。

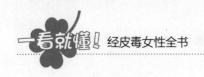

子宫内膜——受精卵的"温床"

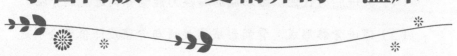

月经结束时，子宫内膜在整个月经周期中处于最薄的状态。随着卵泡的成长，卵巢分泌的雌激素会起到增厚子宫内膜的作用。

排卵开始并形成黄体后，在雌激素和孕激素的共同作用下，子宫内膜会进一步增厚。此时，子宫内膜会分泌一种有利于受精卵着床的黏液。

排卵后两周，如果卵子没有受精，黄体则开始退去，子宫内的雌激素和孕激素的分泌量也会减少。然后，变厚了的子宫内膜开始坏死并被排出子宫外，这就是月经出血。也就是说，月经的作用就是调整子宫的状态以使女性可以怀孕。

如果卵子受精并着床于子宫内膜上（也就是说怀孕了），子宫内膜则会进一步增厚，以起到保护受精卵的作用。此时，卵巢内的黄体不会消失，而是继续成长并旺盛地分泌出孕激素以助妊娠一臂之力。

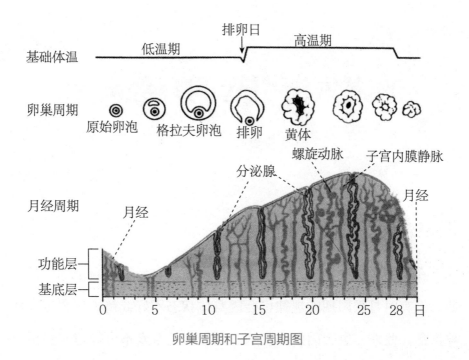

基础体温

低温期　　　排卵日　　高温期

卵巢周期

原始卵泡　　格拉夫卵泡　排卵　　黄体

螺旋动脉　　子宫内膜静脉

分泌腺

月经周期

月经　　　　　　　　　　　　月经

功能层

基底层

0　　5　　10　　15　　20　　25　28　日

卵巢周期和子宫周期图

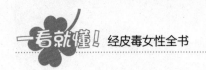

激素失衡引起的月经异常

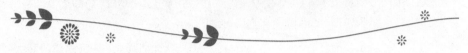

　　在雌激素和孕激素两种激素的作用下，月经重复着规律性的周期。但有时月经周期的规律也会因身体状态不好或精神压力过大而被打乱。此外，也会因妇科疾病、闭经以及激素不全等造成包括痛经在内的月经异常。

　　近年来，痛经和月经异常的患者人数呈增加趋势，造成这种情况的原因有很多，而化学物质的泛滥可以说是原因之一。尤其值得一提的是，环境激素因与雌激素具有相似的作用：会破坏与月经周期密切相关的雌激素和孕激素两种激素的平衡。

　　激素分泌失衡会扰乱月经周期，而如果激素平衡长期遭到破坏，则很有可能引发妇科疾病。妇科疾病会破坏激素平衡，而激素平衡紊乱又会引发妇科疾病，两者相互影响。不管从哪个方面来讲，月经异常都是身体状态不佳的警报，需要慎重对待。

月经异常的常见症状

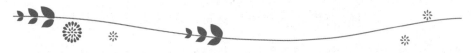

🌸 初经时间不正常（早发月经、晚发月经、原发性无月经）

少女初经来潮的时间最早在 8—9 岁，晚则 16 岁左右，平均年龄为 12 岁。一般将初潮来临在 10 岁以前的称为早发月经，初潮来临在 15 岁以后的称为晚发月经。

月经开始后女性会出现乳房发育、阴毛生长等第二性征，而现在，初经时间提前，性早熟已成为世界性的现象。也有人怀疑是胎儿在母体内成长的过程中受到了环境激素的影响，导致了性早熟。

早发月经时，第二性征会出现得比较早，身高猛长的阶段也会提前。这样一来，雌激素就会开始分泌，而受其作用骨骼生长受到阻碍，导致身高不再增长（低身高）。

在晚发月经中，又将超过 18 岁仍无月经初潮的情况称为原发性

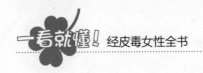

无月经症。通常认为这是性染色体异常或天生就没有子宫或卵巢等性器官的先天性异常，以及调节雌激素分泌的下丘脑、垂体、卵巢等器官的后天性异常所致。

原发性无月经有可能会造成身材矮小和未来不孕，所以最好采取恰当的措施尽早治疗。如果16—18岁仍无初经来潮，应当咨询妇科医生。

✿ 月经突然停止（继发性无月经）

在青春期和接近绝经期时会有月经异常的情况出现。但是，成年女性在没有怀孕的情况下，月经停止的时间若持续3个月以上，就是继发性无月经。

继发性无月经有时是急剧的环境变化和过大的精神压力引起的。通常认为，这种状况是脑垂体和下丘脑（间脑的一部分）异常所致，这两部分可以分泌控制FSH和LH这两种女性激素。在下丘脑附近集中了感知激素、自主神经、情感及压力的中枢神经等，这些中枢神经的异常会影响女性激素的分泌。

剧烈运动和过重劳动所产生的疲劳也是造成继发性无月经的原因之一，过于激烈的减肥所造成的严重营养不良也会引起继发性无月经症。

此外，脑垂体和卵巢因为肿瘤发生异常，进而导致调节母乳分泌的催乳激素分泌过剩以及糖尿病和甲状腺疾病等，都可能引起继发性无月经症。

继发性无月经症如置之不理，则会使治疗变得更加困难，甚至会造成不孕症。因此，如果3个月以上都没有来月经，务必要到妇科进行咨询。若在早期阶段开始治疗，有时只需排除引发继发性无月经的原因，就可以使月经恢复正常；如果病情加重，则可能需要使用激素治疗。

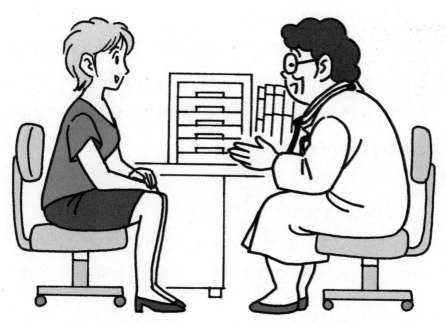

没有怀孕却三四个月没有月经来潮时，需尽早就诊

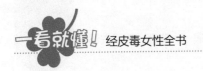

❀ 月经周期缩短（月经频发）

正常的月经周期为25—38天，如果周期短于这个时间（24天之内），月经频繁来潮，则称为月经频发。如症状严重，甚至可能每月来潮2—3次。

月经频发可分为两种，一种是没有排卵的无排卵性月经频发，另一种是虽有排卵但周期较短的排卵性月经频发。在青春期和绝经之前会出现无排卵性月经频发症状，因没有排卵，所以不会怀孕。而且，因为月经来潮频繁，容易引起贫血。

如果患有排卵性频发月经，则会因为排卵后黄体的寿命过短而导致黄体功能不全（参照女性专栏5）。如果黄体寿命过短，就不能分泌足够的孕激素，会使对受精和受精卵着床十分重要的子宫内膜的发育变得困难，从而导致不孕症。这种情况有时需要使用激素进行治疗。

35岁以上的女性月经频发的症状如持续3个月以上，很有可能会并发子宫肌瘤，有时也会错将非正常出血当作月经。

无论是无排卵性的还是排卵性的月经频发，如果月经周期在24天之内，都建议到妇科就诊。

✿ 月经周期延长或者不规律（月经稀发、周期不正常）

月经周期达 39 天以上或者月经周期不规律，以致不知何时月经来潮的情况被称为月经稀发。

在青春期和绝经之前会出现周期不正常的情况，一般无须担心；但是，如果成年女性一年月经来潮还不到 10 次，则有可能是无排卵性月经，有必要到妇科接受治疗。可以通过测量基础体温确认是否是无排卵性月经。无排卵造成的月经稀发可认为是脑垂体和卵巢功能低下造成的。如果放任不管，可能会进一步引发不孕症和继发性无月经。

女性产后月经周期偶尔会延长，一个半月或两个月才来一次月经，这种情况不必过于担心，即使周期延长了，只要月经定期"报到"就可以放心。

✿ 月经持续时间过短或过长

正常情况下应持续 4—7 天的月经仅 2—3 天就结束了，这被称为经期过短。在青春期由于无排卵性月经偶尔会出现经期过短的情况，这是激素分泌尚不正常的缘故。随着女性身体的进一步成熟，当

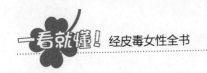

激素分泌正常化后，青春期经期过短的症状就会消失。

30 岁左右的女性如果有经期过短的情况，有可能是因为脑垂体和卵巢的激素分泌异常造成的，也有可能是甲状腺疾病等造成的（参照女性专栏 7）。如放任不管，可能引发不孕症或子宫内膜异常，也可能出现非正常出血的情况，所以应尽早治疗。

本应 7 天左右就结束的月经，却持续出血达到 8 天以上，就可能是经期过长。经期过长可能是脑垂体和卵巢的激素分泌异常引起的，也可作为子宫内膜异位症和子宫肌瘤的症状之一出现，所以有必要到妇科进行诊察。

另外，经期过长会因为长时间持续出血而并发贫血，对此也需要进行相应的治疗。

✿ 月经量过少或月经量过多

月经来潮时月经量与正常相比明显减少的情况被称为月经量过少。垂体和卵巢的激素分泌异常、无排卵等是月经量过少的原因，经期过短和绝经前服用口服避孕药也会引起月经量过少。

因激素分泌异常和无排卵等情况造成月经量过少时，会有引起不孕症的可能，所以想要怀孕的女性最好到妇产科接受相应的检查和治疗。

月经来潮时月经量与正常相比明显增多的情况被称为月经量过多。确认自己是否属于月经量过多，可参考如下标准：即使夜里也必须每隔一两小时就更换一次卫生巾，连续两天以上有较大血块排出，出血量明显比以前多等症状。一般情况下，经血不会形成血块，如果有较大血块排出，则可判断为经血量较多。

月经过多则导致出血量较多，因而可能引起贫血。造成月经量过多的原因可能是脑垂体及卵巢的激素分泌异常，子宫肌瘤、子宫内膜炎或是子宫内膜息肉、子宫体癌等疾病也会出现经血量增多的症状。月经过多很可能是重大疾病的前兆，因此务必到妇科接受诊察。

❀ 非经期出血（非正常出血）

在经期以外的时间段发生的性器官出血被称为非正常出血。这种情况并不是子宫内膜坏死引起的，而是输卵管、子宫、阴道、外阴发生出血。与月经不同，这种非正常出血，血的颜色往往呈鲜红色或者像月经即将结束时混有血的褐色白带。

关于造成输卵管或子宫出血的原因，可能是由于宫颈柱状上皮异位、宫颈管息肉、子宫肌瘤、子宫癌及输卵管癌等疾患，也可能是激素分泌异常（功能性子宫出血）、血液疾病或者维生素 C 缺乏症等

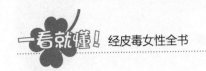
引起的。另外，青春期和绝经前的激素分泌紊乱也会造成输卵管和子宫的非正常出血。

而阴道和外阴部的出血主要是由外伤、炎症和肿瘤等造成的。此外，孕期中也会发生非正常出血的情况，如果颜色呈较浅的米黄色或者是很快就停止的少量出血则不必担心；但是如果出血量与经量相差无几且为鲜红色，则有流产的危险，必须尽早就诊。

总而言之，非正常出血蕴含着重大疾病的可能性，所以建议尽早到妇科接受治疗。

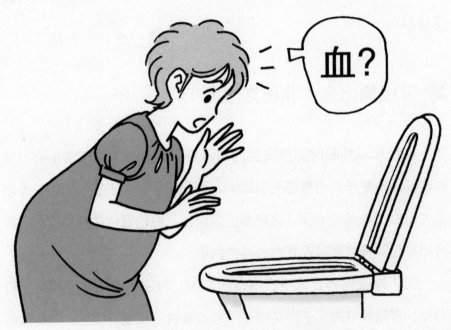

非正常出血有时是重大疾病发出的危险信号

甲状腺激素和女性激素的关系

雌激素会和甲状腺激素争夺受体。因此，如果体内雌激素分泌过剩，就会阻碍甲状腺激素与受体的结合，这样一来，就算甲状腺激素分泌量充足，也可能出现甲状腺功能低下的症状。

甲状腺功能低下的主要症状有：容易疲惫、全身乏力、怕冷、毛发稀薄等，疑似进入了更年期。另一方面，雌激素分泌过剩的主要症状有：体内容易积蓄脂肪和水、乳房胀痛、头痛、性欲低下等，这些症状有可能同时出现，使身体状态变差。雌激素有利于脂肪的储存，所以也容易发胖。

与之相对，孕激素具有阻碍雌激素与受体结合的作用，所以可以帮助甲状腺激素的功能恢复正常。

✿ 经期受腹痛、头痛、腰痛的折磨（痛经、经期综合征）

经期出现下腹疼痛、头痛、胃痛、恶心、出冷汗、心悸、全身疲惫、头晕目眩、焦躁不安等症状并因此影响到日常生活，称为经期综合征。

造成经期综合征的原因主要有两种，一种是青春期和绝经前的激素

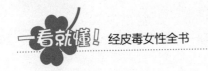

分泌紊乱，另一种是子宫内膜异位症、子宫肌瘤、子宫腺肌病、盆腔炎、子宫位置异常等症状导致身体器官发生某些异常。除上述两种情况外，精神紧张和自主神经失调会使子宫剧烈收缩，也可能导致经期综合征。如果疼痛感十分强烈，那么很可能是子宫内膜异位症造成的痛经。

经期综合征是近年来女性的常见病。痛经症状与之前相比严重、月经时腹痛得无法外出、性交痛、排便排尿时感觉疼痛等，如出现以上症状，可能预示着重大疾病，需要到妇科接受诊察。

当然，治疗方法因病症而异，如果症状较轻，有时通过练习瑜伽或体操、改善饮食和生活习惯以及分娩等就可以减轻症状；如果病情较重，就要进行激素治疗或中药治疗，有时甚至需要实施外科手术。

月经前感到不适（经前综合征 PMS）

在月经来潮前的 3—10 天起就有焦躁、忧郁、集中力下降、不安、疲劳和失眠等精神和情绪障碍，或者出现下腹疼痛、腰痛、乳房胀痛、便秘、食欲不振、恶心、头痛、头晕、哮喘加重、皮肤粗糙、荨麻疹、水肿等身体不适的症状，则为经前综合征（PMS）。这些症状月经开始后一般就会消失。

许多女性都有经前综合征的症状，但是，如果症状严重，甚至影响到日常生活时，就必须接受治疗。而且，由于大家并不了解这些症状属于 PMS，所以往往会因为这一时期身体状态不佳而影响到人际关系。

引起 PMS 的原因还没有明确的说法，一般认为是经期前雌激素和孕激素分泌量的变化所致。

经前综合征的治疗方法有很多种，如使用抗抑郁制剂治疗精神上的不适，使用镇痛剂减缓疼痛，使用激素制剂进行的激素疗法，使用维生素 B_6 等有效维生素制剂的维生素疗法、运动疗法及心理疗法等。此外，每天的饮食也十分重要，有时摄入丰富的维生素和矿物质就可以减轻症状。相反，白砂糖、盐分、酒精、咖啡因、巧克力以及食品添加剂等会使症状加重。

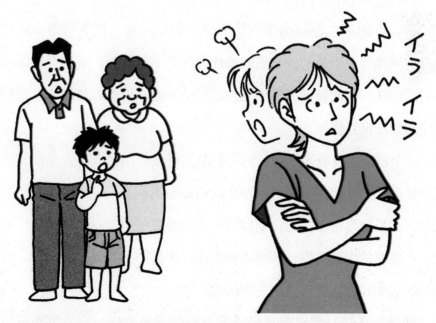

因 PMS 而使人际关系紧张，这已成为严重问题并已引起相关人士的关注

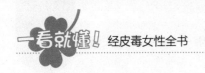

✤ 年纪轻轻就绝经或出现更年期障碍（早发性闭经、青年性更年期障碍）

女性平均的绝经年龄为 50 岁左右，40 岁之前就停经的情况被称为早发性闭经。停经是卵巢功能低下、女性激素分泌减弱后不再排卵导致的。尚在生育年龄的女性就已出现早发闭经的病例也不鲜见。

早发性闭经不仅会导致不孕，还会引起骨质疏松、高脂血症等绝经后容易患上的疾病，所以必须尽早治疗。

早发性闭经主要是由染色体异常、免疫疾病、代谢异常、癌症化疗的副作用等引起的。一般的治疗方法是明确原因，采取促进排卵的对症疗法。即使被确诊为早发性闭经的女性，也可以通过激素疗法或中医疗法恢复排卵。

3 个月以上没有来月经，则可判断为继发性闭经。不论是早发性闭经还是继发性闭经，在月经停止前后都会出现类似更年期综合征的症状，这被称为青年性更年期障碍。青年性更年期障碍多由精神压力大、不规律的生活习惯、环境激素等化学物质的影响、过度减肥以及剧烈的运动等造成激素分泌失调所致。

如果在年轻时就出现月经周期不规律或是发热、心悸等类似更年期综合征的症状，首先要明确原因是早发性闭经还是激素分泌失调，然后再进行相应的治疗。不论是何种原因，都建议接受专业检查和治疗。

✤ 绝经时的症状（更年期综合征）

45 岁后，卵巢分泌的雌激素和孕激素会逐渐减少，随后卵巢功能衰退，进而绝经。在绝经前后的 10 年间，即 45—55 岁，女性激素的平衡会有很大的变化，由此会出现被称为更年期综合征的各种障碍。

临近绝经时，月经就会不规律，开始出现典型的更年期综合征的症状，如头晕、发热等，被称为潮红。此外，还有心悸、手脚冰冷、肩周炎、腰痛、尿频等症状。这些都是激素分泌紊乱造成的自主神经功能失调的症状，也是更年期综合征的代表性症状。此时，精神上也会表现出情绪不稳定、焦躁和抑郁等。

女性绝经后，容易患上骨质疏松症和高脂血症。骨质疏松症指的是由于骨骼中的钙质流失等多种原因而使骨密度和质量下降、骨微结构破坏的病症。绝经后女性骨骼中的钙质会减少，如果检查结果显示骨密度为年轻时的 70%，则可诊断为骨质疏松症。

高脂血症指的是血液中的胆固醇和中性脂肪等脂质增多的病症。

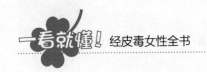

如果脂质中的恶性胆固醇增加，就容易引起高血压、心脏病（心绞痛、心肌梗死）及脑溢血（脑血栓、脑出血）等，而这些疾病又可能会进一步导致卧床不起、老年性痴呆等症状。

绝经后的女性患骨质疏松症和高脂血症的概率远远高于同龄的男性，而之所以会有这样的症状，主要是因为女性激素的控制作用不复存在。如果想要度过丰富多彩的老年生活，应该在病情恶化之前尽早接受检查和治疗。

如何轻松度过更年期

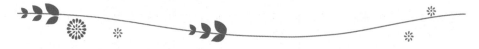

更年期综合征的症状因人而异，具有较大的个体差别。有因此而被困扰多年的人，也有很多人到 60 岁也没有明显症状，就这样轻轻松松地度过了更年期。

可以说，这种差异与精神上的压力和包括饮食在内的生活习惯息息相关。只要平时在这方面多用心，就可以减缓更年期综合征的症状。

如果不想被更年期综合征折磨，绝经前就必须注意生活习惯。都说精神上的压力会消耗体内的维生素，缺乏钙质和维生素的饮食生活会增加患上骨质疏松的风险。喜欢高脂肪食物的人体内容易积蓄恶性胆固醇，所以在绝经后易患高脂血症。另外，吸烟和饮酒也会提高患病的概率。

此外，在生活中避免有害化学物质在体内积蓄也非常重要。这是因为激素平衡容易受到环境激素等有害化学物质的影响。

通常认为，更年期综合征主要是女性激素中的雌激素分泌量减

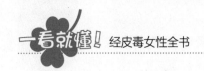

少造成的。日本针对更年期综合征案例时，也会推荐女性进行以雌激素为主体的激素疗法，但也有人认为孕激素分泌量减少对更年期综合征有更大的影响。因此，美国的约翰·R.李博士认为比起之前以雌激素为主体的激素疗法，以孕激素为主体的激素疗法更加有效。

对于使用孕激素的激素疗法，由于一直以来使用的合成孕激素具有较强的副作用，因此只在更年期雌激素补充疗法中消极使用。但如果使用天然型孕激素，副作用就会很小，因为人体内有能够使其分解的酶；在激素疗法中也会使用合成雌激素，但合成激素不易被代谢，会保持原形不变，这就是天然型激素和合成激素的差别。

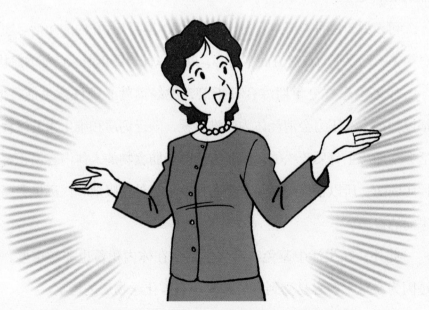

心理健康也是轻松度过更年期的重要因素之一

第 **3** 章

经皮毒与妇科疾病的关系

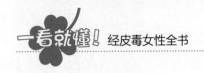
子宫内膜异位症的病因及治疗方法

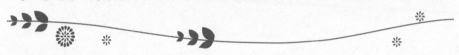

疑似与有害化学物质有关的子宫内膜异位症

在日本，40 年前子宫内膜异位症还是一种并不常见的疾病，如今其发病率却增长到原来的 20—30 倍。据说现在在 20—40 岁的成年女性中有 10% 的人患有此病。

近年来，子宫内膜异位症患者数量的急剧增加，与石油制成的合成化学物质的增加比率成正比。子宫内膜异位症的发病原因现在尚不完全清楚，但有一种非常有说服力的说法，就是有害化学物质，尤其是环境激素，扰乱了女性激素中雌激素的正常活动，因而引发了子宫内膜异位症。

莱尔博士的罗猴实验让人们想到子宫内膜异位症可能是受二噁英的影响，但是解释环境激素和妇科疾病之间的关系是非常困难的，所以也不能轻易断言。尽管如此，至少可以确定的是，二噁英是诱发子宫内膜异位症的危险因素。

调查结果显示，生育次数少的人、生育时间晚的人以及初经来潮早的人，患子宫内膜异位症的概率较高。其原因是这些女性体内的雌激素分泌相对较多，这也是为什么子宫内膜异位症被称为雌激素依赖性疾病的原因。

综合考虑以上各种情况，可以说现代女性生活环境的变化、高龄生产以及"丁克"夫妇的增加等是子宫内膜异位症增加的重要原因。子宫内膜异位症是复发性较高的疾病，有很多患者在生育后病灶虽然消失不见了，但数年后又再次发病。如果想要避免得病和复发，平时就应该注意改善生活环境。下图是在东京大学（旧分院）的手术患者中，通过开腹或腹腔镜确认患有子宫内膜异位症的患者比例示意图。可见，40 年间患者人数增加了约 30 倍。[1]

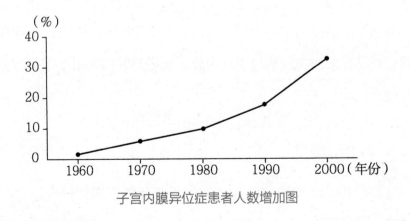

子宫内膜异位症患者人数增加图

----

[1]　引自《环境生殖学入门》，堤治著。

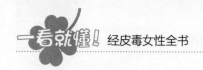

子宫内膜异位症的常见病因

与多数妇科疾病相同，子宫内膜异位症的病因现在还不十分明确，目前有以下几种学说。

1. 种植学说（月经逆流说）

经期产生的血液并不只是经由阴道排出体外，每次都会有少量的血液经输卵管逆流至腹腔。此时，在逆流的经血中混有从子宫剥落的内膜组织，它们会通过输卵管、卵巢黏附到腹部的器官上并在上面增殖。

2. 腹膜化生学说（胎性体腔上皮化生学说）

骨盆内的腹膜组织中原本就有与子宫内膜相似的组织，这些组织因受到某种刺激在经期与子宫内膜一起增殖，因而引发了子宫内膜异位症。

3. 二噁英的影响

这种学说认为罗猴实验所证明的二噁英的影响同样也适用于人类女性。如前所述，虽然这种说法经过各种调查研究得以验证，但还不能断言是否准确。

4. 免疫功能低下

据荷兰学者调查，90%以上的女性腹膜中都有子宫内膜异位症的先期征兆。一般而言，免疫功能、内分泌系统和脑神经系统的生物体调节功能的共同作用，可以阻止子宫内膜异位症发展。但由于某种原因使得某些功能不能正常发挥作用，则会发展成子宫内膜异位症。

以二噁英为代表的环境激素也被认为会降低免疫功能和生物体调节功能。有人认为二噁英存在于受到污水、农药、废弃物等污染的鱼、蔬菜、牛肉和乳制品当中，是与食物一起经由口腔进入人体的。而也有人与此意见不同，认为人体在使用洗发水等合成洗涤剂以及使用氯化物系化合物（其中含有作为副生成物的二噁英）漂白过的卫生巾、卫生棉条时，经由皮肤吸收了有害化学物质，也就是所谓的经皮毒。除此之外，营养失衡、生活不规律以及精神压力过大也会使人体免疫功能减弱。

✹ 子宫内膜异位症的主要症状

经期时的剧烈疼痛和身体不适（经期综合征）是子宫内膜异位症的主要症状。有过生育经验的女性甚至形容这种痛经的感觉和分娩

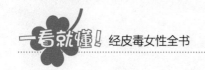

前的阵痛一样痛苦。

　　实际上，有一些患者在月经开始时下腹会疼痛难忍，甚至不能外出和工作，因为这种痛苦和不适而被社会孤立。

　　子宫内膜异位症的病灶可产生于身体的各个部位，所以疼痛的种类和感受疼痛的部位也各不相同，其中也不乏有人并没有感觉到明显的痛经。根据日本子宫内膜异位症协会的调查，有89%的人在经期会伴有下腹疼痛，而76%的人即使在非经期也会感到下腹剧烈疼痛。除此之外，还有腰痛、经量过多并排出较大血块、性交痛、头痛、肩周炎、便秘、疲劳、冷寒症等症状。

　　如果痛经影响到日常生活，而且即使服用止痛药物也不见效的话，就应怀疑是不是患有子宫内膜异位症了。

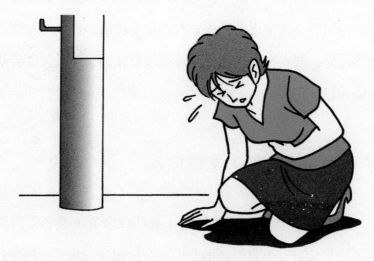

剧烈的痛经是子宫内膜异位症的特点之一

❋ 子宫内膜异位症的构成

子宫内膜是生长在子宫内侧的黏膜，子宫内膜会在月经周期中慢慢增厚，而与子宫内膜十分相似的组织在子宫以外的部位增殖就是所谓的子宫内膜异位症。子宫内膜主要是在骨盆保护的下腹部进行增殖。

正常的月经是在雌激素和孕激素两种女性激素的共同作用下，增厚了的子宫内膜脱落后成为经血通过阴道排出体外。但是在子宫以外的部位，增殖的组织因为没有出口，就会随着月经的反复从一个小小的血块慢慢变大，压迫周围的内脏器官，引发各种障碍。

在骨盆内变大的子宫内膜组织具有容易粘连在附近内脏器官上的性质。如果粘在输卵管和卵巢上，就会引发不孕症。如果患有子宫内膜异位症，那么导致不孕症的概率是很高的。

子宫内膜异位症如发生在卵巢，之前形成的血块就会变成深褐色，被称为巧克力囊肿。如果病灶产生于此，与其他部位相比痛经似乎比较轻；但是如果血块变大，卵巢会膨胀到 10 厘米以上，这样一来，不仅会有痛经，连性交痛和腰痛也会加剧。变大的囊肿破裂之后，囊肿中的经血流入下腹部，会导致剧烈腹痛，甚至需要紧急救医。

下腹底部的道格拉斯窝是最容易发生病灶的部位。如果子宫内膜异位症病发于此，子宫和直肠就有可能粘连在一起，痛经会因此异

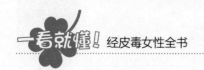

常剧烈，有时会还伴有排便痛、性交痛的症状。

此外，还有内膜组织在膀胱内增殖而引起经期尿血、尿频，在肠内增殖而引起便血、便秘的病症。内膜组织的增殖不仅发生在骨盆内，也有可能发生于全身，如果子宫内膜组织转移到肺部，则经期中会有咳出血痰的症状。

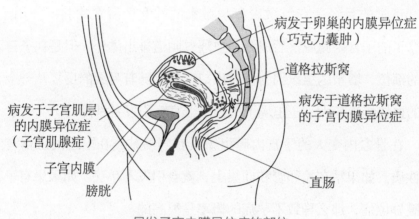

病发于卵巢的内膜异位症
（巧克力囊肿）

道格拉斯窝

病发于道格拉斯窝
的子宫内膜异位症

病发于子宫肌层
的内膜异位症
（子宫肌腺症）

子宫内膜

膀胱

直肠

易发子宫内膜异位症的部位

✿ 痛经严重就要检查是否患有子宫内膜异位症

如果在经期感到下腹剧烈疼痛，此外还伴有如头痛、腰痛、经量过多等症状，建议到妇科接受检查和诊断。有的患者往往就是因为没有及时去医院检查，一味地忍受痛经带来的苦痛和不适，最终使得病情恶化。

子宫内膜异位症恶化容易引发不孕症，也可能会引发卵巢癌和子宫体癌。如果粘连越来越严重，就需要进行开腹手术。

子宫内膜异位症因病灶所处部位不同，其诊断的难易度也有所不同，所以应在与专业医生商量的基础上，根据症状选择合适的治疗方法。

检查方法一般有如下几种：

- 内诊（将手指插入阴道内触诊的方法）

- 直肠诊（将手指插入肛门触诊的方法）

- 超声波断层扫描（回声成像）

- 血液检查（肿瘤标志：CA125 等）

- MRI（磁共振成像）

- CT 扫描（电子计算机断层扫描）

✿ 子宫内膜异位症的治疗

根据病灶的部位、病情的发展状况（粘连到何种程度）、今后是否有怀孕的打算等因素，治疗的方法也不尽相同。在这里介绍几种治疗方法，请与专业医生商量后选择自己可以理解和接受的治疗方法。

1. 激素疗法

子宫内膜异位症是根据经期的规律而发生变化的。激素疗法就

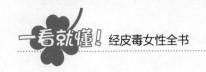

是通过调节控制月经的雌激素与孕激素的平衡来逐渐减轻症状的疗法。

激素疗法的优点是不需要动手术，但是此疗法会产生副作用，有可能治疗后复发。

（1）假孕疗法

通过使用中剂量或低剂量避孕药，使身体状态保持与妊娠时相同的治疗方法。服用避孕药，虽有月经来潮，但因为不会排卵，所以可以达到抑制子宫内膜增殖的目的。

（2）假绝经疗法

通过抑制雌激素的活动，使月经暂时停止，使患者处于闭经状态的治疗方法。作为口服用药较常使用的是达那唑（danazol），此外也有使用叫作促性腺激素释放激素拮抗剂（GnRHa）的药剂，通过点鼻喷雾和注射进行治疗。

使用假绝经疗法时，会出现与绝经时的更年期综合征相似的症状。如果长期服用会导致不再排卵，雌激素分泌减少，从而容易引发骨质疏松症。因此不能长期使用，一般4—6个月就要停止治疗。

2. 外科手术

（1）开腹手术

如果激素疗法没有效果或者粘连越发严重，就需要采取开腹手术的治疗方法。根据病情不同，甚至可能会摘除卵巢和子宫，所以有怀孕意向的女性最好尽可能避免使用这种方法，这种疗法治疗后复发的可能性很小。

（2）腹腔镜手术

所谓腹腔镜手术就是在腹部打开2—3个小切口，然后插入叫作腹腔镜的管状手术器械，以此来摘除病灶或附着物。

这种治疗方法的优点是不会损伤发病的内脏器官，术后恢复较快，但是有再次发病的风险。

3. 中医疗法

中医将子宫内膜异位症解释为：由于气血瘀阻造成瘀血而引发的疾病。瘀血一般被认为是压力过大、饮食和日常生活不规律使身体平衡遭到破坏所致。为了恢复身体的平衡，有效的方法是服用中药和进行针灸治疗。

4. 孕激素膏疗法

是指为了调整激素平衡，将天然型孕激素膏涂抹于皮肤较容易吸收的部位的治疗方法。但是如果使用过量，则会出现乳房胀痛、非正常出血等情况。另外，由于皮肤吸收的情况因人而异，所以使用效果也不尽相同。

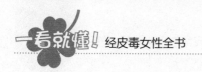

女·性·专·栏 8

子宫腺肌病

　　在子宫内膜异位症中，包围子宫的肌肉上发生内膜异位症，被称为子宫腺肌病。

　　在子宫肌肉上增殖的子宫内膜组织一旦有一部分囊肿，就会扩大到整个子宫。

　　由于多数情况下正常的子宫肌肉组织和病灶组织会纠缠在一起，所以很难诊断和治疗。子宫腺肌病的主要症状与一般的子宫内膜异位症相同，多表现为剧烈的痛经和经量过多。子宫肌瘤一般不会使痛经加重，而子宫腺肌病会引起剧烈的痛经。

子宫肌瘤的病因及治疗方法

❋ 子宫肌瘤是什么病

据说每四个成年女性中就有一人患有子宫肌瘤，它是妇科疾病中最常见的良性肿瘤。患者平均发病年龄在30—40岁，但是近年出现了年轻化的趋势。如果肿瘤还小，几乎没有什么明显的症状，也不会影响日常生活和生育，因此很多女性即使患有子宫肌瘤也不会察觉。

子宫是由平滑肌构成的，而平滑肌的细胞异常增殖所形成的瘤状肿瘤就是子宫肌瘤。

子宫肌瘤有时只有一个，有时会产生数个；有些长到一定大小就会停止，也有一些会持续变大。形状从豆粒大小到拳头大小不等，肿瘤长大自然就会压迫到其他的内脏器官，从而引发各种障碍。

主要症状为经期出血量增加，也就是经量过多，多半会引起贫血。由于子宫肌瘤的发病部位和肿瘤大小不同，因此会出现痛经、非

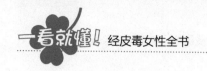

正常出血、腰痛、便秘等不同症状，也有毫无症状的病例。

子宫内膜异位症和子宫肌瘤经常会并发，偶尔也会有子宫肌瘤与子宫体癌、卵巢癌并发的情况。子宫肌瘤本身为良性肿瘤，并非恶性肿瘤（癌）。

如果子宫肌瘤增大，那么引起不孕症的概率就会比较高。根据并发部位不同，也不排除流产和早产的危险性。但是一般来说，大部分患病女性还是能够正常生育的，这也是子宫肌瘤的一个特征。

❀ 子宫肌瘤的病发部位

子宫肌瘤根据发病部位不同，可分为浆膜下肌瘤、黏膜下肌瘤、肌壁间肌瘤和子宫颈肌瘤几类。

1. 浆膜下肌瘤

浆膜下肌瘤是发生在子宫外侧的子宫浆膜上的肌瘤，向着子宫表面（浆膜内侧）生长。由于其症状不明显，所以即使肌瘤变大，也可能不会被察觉。

2. 黏膜下肌瘤

黏膜下肌瘤是发生在子宫内侧，向着子宫内腔生长的肌瘤。虽然发病概率不大，但即使肌瘤很小，也会出现明显的经量过多和痛经的症状。有一种较为特殊的类型被称为肌瘤脱出，就是子宫肌瘤延茎成长，而且茎会逐渐延长，伸出子宫之外。

3. 肌壁间肌瘤

肌壁间肌瘤指的是在子宫肌肉内发生的肌瘤，是子宫肌瘤中发病最多的肌瘤。因为生长在子宫壁，所以会随着子宫的收缩，造成痛经和经血较多的症状。

4. 子宫颈肌瘤

子宫颈肌瘤是发生于子宫颈部（子宫入口处附近）的子宫肌瘤，由于发病数较少，通常被归到前面的三类肌瘤中。

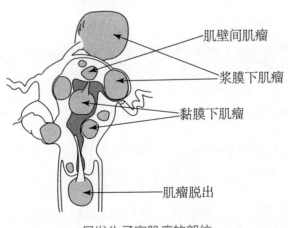

易发生子宫肌瘤的部位

肌壁间肌瘤

浆膜下肌瘤

黏膜下肌瘤

肌瘤脱出

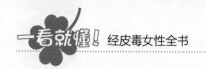

❖ 子宫肌瘤的病因

目前我们还不能明确地指出子宫肌瘤的发病原因，但可以推测的是，任何一位女性在出生时子宫内就具有了引发子宫肌瘤的组织。

而关于子宫肌瘤长大的原因，较有说服力的说法是与雌激素的分泌有很大的关联（雌激素依赖性疾病），这是因为子宫内膜会在雌激素的作用下增厚。但是，因为子宫内膜上有雌激素和孕激素两种激素的受体，所以也有人认为是两种激素之间的平衡遭到破坏致使子宫肌瘤发育。

如果说子宫肌瘤的发病与女性激素有密切关系，那么饮食习惯和生活方式、精神上的压力和环境激素的影响也被认为是发病的要因。随着人们生活方式的激变，子宫肌瘤的发病率的确增加了。

❖ 通过检查确认子宫肌瘤的大小和症状

很多女性都患有子宫肌瘤，但即使有肌瘤，如果没有变大，自己也没有察觉到任何症状，是不必接受治疗的；如果出现经期出血量增多或痛经加重等症状，就要到妇科进行咨询。

即使没有任何不适和痛苦，当子宫肌瘤长大到一定程度时，只要触摸腹部，就可以摸到肿块。如果有生育的打算，还是建议到妇科接受检查较为稳妥。检查方法如下：

- 内诊
- 超声波断层扫描
- 血液检查
- MRI
- CT 扫描

✿ 子宫肌瘤的治疗

如果检测到肌瘤已经有拳头大小甚至更大，或者肌瘤已经变性、出血量增多（造成贫血）、有可能成为肉瘤等情况，则必须采取相应的治疗。治疗方法一般有激素疗法和外科手术两种。不过它们各有利弊，应与专业的妇科医生商量为宜。

1. 激素疗法

使用假绝经疗法，即通过使用激素制剂将身体调整到闭经状态，以使肌瘤渐渐变小。主流的治疗方法为服用达那唑（Danazol）或使用促性腺激素释放激素拮抗剂（GnRHa）进行点鼻喷雾和注射。因为是人为导致闭经，所以会出现类似更年期综合征的症状等副作用，

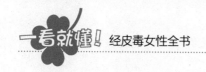

因此使用期限一般为4—6个月。

在容易吸收的皮肤上涂抹天然型孕激素膏，调整激素平衡的治疗方法也具有一定的效果。

2. 外科手术

大于拳头的肌瘤，只依靠药物是很难完全去除的，此时，应根据是否有怀孕的需求以及病情、年龄、体质等采取适当的手术疗法。手术疗法一般包括子宫切除术、肌瘤切除术、腹腔镜手术、子宫动脉栓塞术和聚焦超声手术等。

（1）子宫切除术

子宫切除术是指通过开腹手术将子宫完全摘除的手术。根据子宫肌瘤的发病部位和病情，也可以采取不开腹，只将手术刀从阴道插入进行手术的治疗方法。虽然将子宫全部摘除后可以治愈且不会再次发病，但是会造成不能生育的严重结果或引发更年期综合征的可能性。

（2）肌瘤切除术

肌瘤切除术指的是通过开腹只取出作为病灶的肌瘤（核）的手术。虽然较适合想要生育的女性，但是因为会有难以发现的小的肌瘤残留，所以有再次发病的风险。

（3）腹腔镜手术

腹腔镜手术是使用腹腔镜将肌瘤去除的手术方法。虽然对子宫没有损伤且术后恢复快，但是有复发的风险。

（4）子宫动脉栓塞术（UAE）

所谓子宫动脉栓塞术，就是使用导管输送栓塞物（可以堵住血管的物质），以此来切断给肌瘤输送营养的血液，从而达到肌瘤逐渐变小的目的。

虽然对子宫没有伤害，但因为是使用造影剂的放射性治疗，所以并不建议对造影剂过敏的女性或孕妇使用，而且还会有复发和术后剧烈疼痛的情况出现。

（5）聚焦超声手术（FUS）

聚焦超声手术是通过 MRI 的图像确定肌瘤的位置，然后使用超声波烧灼病灶的治疗方法。这是一项不必在身体上开刀、让子宫免受损伤的新技术。

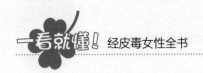

卵巢肿瘤、卵巢囊肿的病因及治疗方法

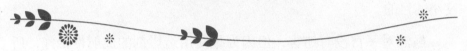

❋ 卵巢囊肿是什么病

输卵管就像从子宫伸出的两只手臂，而被输卵管支撑的生殖器官就是卵巢。卵巢左右各有一个，状似鹌鹑蛋。卵巢除了可以储存卵子的原始细胞之外，还有排卵和分泌女性激素的重要作用。

一般认为卵巢是较容易生长肿瘤的内脏器官，而且即使长了肿瘤也不易察觉到，所以也被称为"沉默的脏器"。卵巢中生长的肿瘤大致可分为卵巢囊肿和充实性肿瘤两种。

卵巢囊肿指的是卵巢内聚集了液状物质的肿瘤，占卵巢肿瘤的绝大部分。肿瘤分为良性和恶性两种，90%的卵巢囊肿都是良性肿瘤。

充实性肿瘤由较硬的肿瘤块形成，其中80%为恶性肿瘤，也就是卵巢癌。其实，无论是卵巢囊肿还是充实性肿瘤，除了良性肿瘤和恶性肿瘤两大类别，还有一类介于良性和恶性之间的肿瘤，被称为中间性肿瘤，无法确认其是良性还是恶性。

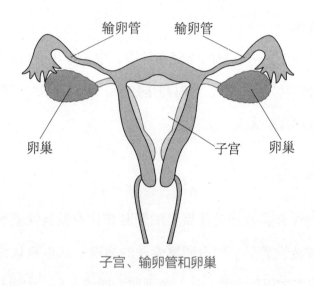

输卵管　输卵管

卵巢　　　　子宫　卵巢

子宫、输卵管和卵巢

✿ 卵巢囊肿的种类

在卵巢囊肿中有多种类型的肿瘤。其中由血液形成、颜色变为深褐色的肿瘤被称作巧克力囊肿，而这也是子宫内膜异位症的一种形态。根据肿瘤的不同，卵巢囊肿可分为浆液性囊肿、黏液性囊肿、皮样囊肿等三种类型。

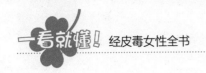

1. 浆液性囊肿

肿瘤内部有流动性液体的肿瘤被称为浆液性囊肿，其大小从拳头大到数千克不等。这也是发病率最高的卵巢囊肿，卵巢肿瘤有30%为浆液性囊肿。

即使是在10—30岁的年轻女性中，也是卵巢囊肿的病例较多。肿瘤的数量有时只有一个，有时则是数个。如果有数个囊肿，之后转为恶性的概率会很大。

2. 黏液性囊肿

肿瘤内部有黏液状液体聚集的囊肿被称为黏液性囊肿，其发病率仅次于浆液性囊肿，约占卵巢囊肿的20%。它也被认为是在体内形成的肿瘤中体积最大的一种，小则如大拇指大小，大则有成人头部那么大。尤其是恶性肿瘤，生长速度极快。

3. 皮样囊肿

皮样囊肿是肿瘤内部有牙齿、骨骼、毛发以及脂肪组织等人体组织的囊肿。为什么肿瘤里会有这样一些东西呢？这是由于卵巢中的卵子在没有受精的情况下就任意地开始分化，进而形成不完整的各式各样的组织。但是，我们至今仍不明确是什么原因导致了卵子的分化。

皮样囊肿约占所有卵巢囊肿的 15%，在 20—40 岁的年轻女性中也较为常见。其特征为：如果有一侧卵巢中长出皮样囊肿，则有 50% 的概率另一侧也会长出囊肿。皮样囊肿大部分为良性的，最大可以长到小孩子头部大小。

✿ 自觉症状较少的卵巢囊肿

卵巢囊肿的特征是在肿瘤还很小的时候，自己完全不会察觉到任何症状。

有很多卵巢囊肿是妊娠后做 B 超检查时才被发现的。开始出现自觉症状时，肿瘤往往已经长到了拳头大小；当肿瘤长到一定体积时，只要触摸下腹部就可以摸到肿块。

由于增大的肿瘤会压迫输尿管、直肠以及其他内脏器官，所以会感到腹部的膨胀感、腹痛、腰痛等症状，有时还会有便秘、尿频的症状。根据情况的不同，可能还会出现非正常出血和水性白带。

卵巢囊肿自觉症状的特征为：体积增大的卵巢从根部扭曲，也就是所谓蒂扭转的症状。当发生蒂扭转时，会突然出现下腹剧烈疼痛、恶心、呕吐甚至失去意识等症状，如发生这样的情况，必须进行紧急手术。

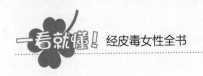

卵巢癌

● 近年来发病率急剧增加的卵巢癌

卵巢癌是近年来在日本发病率激增的癌症之一，多发于没有生育经历的30—50岁的女性。卵巢癌与子宫体癌、乳腺癌一样，受雌激素影响较大。

排卵造成的卵巢上皮损伤是危险因素之一，每月一次的排卵都会提高卵巢癌发病的风险。由于妊娠、生产、服用避孕药等原因造成排卵暂停的女性患卵巢癌的概率较低。

● 难以在早期发现的"沉默的癌症"

90%的癌细胞并不存在于贮存卵子的卵巢内部，而是存在于卵巢的表层上皮中。

虽然病灶处于卵巢，但是因为周围没有受压迫的内脏器官，所以几乎不会有自觉症状。卵巢被称作"沉默的脏器"，而卵巢癌被称为"沉默的癌症"（Silent Cancer）。

由于卵巢病灶通过检查也较难发现，因此，一旦出现自觉症状（能够摸到肿块、有下腹疼痛感等），说明癌症已经发展到一定阶段了。

如果被诊断为卵巢囊肿，为了保险起见，建议进行进一步检查，采用肿瘤切片和超声波断层扫描的方法判断肿瘤是良性还是恶性。

如能尽早发现，就可以摘除发生癌症的卵巢。只要年龄合适，凭借剩余一侧的卵巢也还是可以怀孕的。

✳ 诊断时机和治疗方法

肿瘤直径如有3—4厘米大，一般采取观察治疗；一般把肿瘤直径达到5厘米左右作为开始手术治疗的标准，但有些医院仍然会推荐观察治疗；如果肿瘤直径超过9厘米，则多半为恶性肿瘤，并且可能会发生卵巢囊肿蒂扭转，所以大部分的医院都会推荐手术治疗。但是，由于不会出现自觉症状，所以也有肿瘤已经长到人头大小仍未被发现的情况。

发现肿瘤后，如要判断是恶性还是良性，一般会使用超声波断层扫描、血液检查、MRI、CT扫描等检查方法。

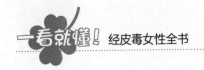

原则上，把肿瘤切除术作为卵巢囊肿的一般性治疗方法。到目前为止，较为主流的手术方式是通过开腹手术将有肿瘤的卵巢整个切除。由于有两个卵巢，所以即使摘除一个，依靠另一个也可以正常排卵。但是，也有左右两个卵巢同时发生囊肿的情况，如果这样，就必须将两个卵巢全部摘除。当然，这样一来，排卵就会停止，自然也不能怀孕。

卵巢是分泌女性激素的器官，如果没有卵巢，就可能出现更年期综合征的症状，甚至会出现男性化的现象。50岁之后的女性患卵巢癌的危险性较高，虽然摘除全部卵巢的方法较为有效，但现在也研究出了只切除肿瘤而保留卵巢的手术方法。

手术方法有开腹手术和放入内视镜的腹腔镜手术两种。关于是摘除卵巢还是保留卵巢的问题，应根据肿瘤状况、是否想要孩子以及年龄状况等因素来决定。如果是恶性的卵巢癌则基本上会摘除卵巢，同时服用抗癌剂等，与癌症治疗并行推进。

乳腺癌的病因及治疗方法

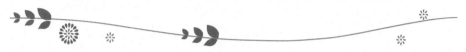

❋ 女性癌症中发病率最高的乳腺癌

据最新数据显示，乳腺癌已成为女性所患癌症中发病率最高的疾病，乳腺癌造成的死亡率也在急速上升。在日本，1950 年，乳腺癌患者中死亡人数约 1000 人；而到了 2003 年，乳腺癌死亡人数则超过了 9800 人，50 年间增长了近 10 倍。

一般来说，乳腺癌发病的平均年龄为 50 岁左右；近年来，25 岁之前的年轻女性患者人数也增加了，所以乳腺癌可以说是任何一位女性都可能会患上的癌症。

饮食生活欧美化被认为是乳腺癌发病率增加的原因之一。有统计结果显示：喜爱高脂肪食品、身材偏胖的人容易罹患乳腺癌。

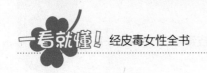

容易患上乳腺癌的人群类型如下：

（1）月经初潮过早的人（月经初潮在 11 岁之前）

（2）生育较晚的人（初次生育在 30 岁以后）

（3）没有生育的人

（4）绝经过迟的人（绝经时间在 55 岁以后）

（5）肥胖的人（体重为标准体重的 1.5 倍以上）

（6）母亲和姐妹中有乳腺癌患者

（7）患有乳腺疾病的人

（1）—（4）项中的人群比一般人雌激素分泌更加旺盛，因此，有人认为乳腺癌是受雌激素影响较大的雌激素依赖性疾病。

如果说雌激素对患乳腺癌的影响较大，那么也就可以认为与雌激素具有相似作用的环境激素也和乳腺癌的发病有着一定的关联性。虽然还不能确定，但的确有报告显示，在聚碳酸酯容器内含有的双酚 A 会促使乳腺癌细胞增殖。

并且，乳房是由脂肪构成的器官，容易积蓄具有脂溶性的、以石油为原料制成的有害化学物质。有害化学物质当中也含有致癌性物质，会对乳腺癌的发病造成一定的影响。

在预防乳腺癌方面比较有效的措施有：控制高热量食物的摄入并调整激素平衡；抑制雌激素的过度分泌。

✖ 乳腺癌的症状

在乳房中，输送母乳的输乳管呈放射线状分布，而多数乳腺癌病灶就发生在输乳管中。肿块直径长到 1 厘米左右时，自己就可以摸到。当然，肿块也可能是乳腺增生或乳腺炎引起的，并不能断定都是乳腺癌，但是，乳房肿块无疑是乳腺癌十分重要的症状。

乳腺癌扩散至皮肤时，会出现像酒窝一样的凹陷，皮肤会红肿。即使乳房没有肿块，但乳房表面的皮肤呈橙红色或感觉到疼痛、发热，就有可能是炎症性乳腺癌。

炎症性乳腺癌出现这些症状是因为乳腺癌细胞堵塞在皮肤淋巴管中，淋巴管遍布全身，所以炎症性乳腺癌是容易转移到全身的癌症。

乳腺癌容易转移到乳房附近的淋巴结、腋下淋巴结、胸骨旁淋巴结以及锁骨上下的淋巴结等部位，这些淋巴结被称为"区域淋巴结"。如果癌细胞转移到区域淋巴结并持续变大，就会出现因淋巴液流动受阻而使手臂浮肿，以及压迫神经造成手臂麻痹等症状。

转移到区域淋巴结的癌细胞会随着淋巴液流入其他器官，因此转移的危险性很高（远程转移）。根据所转移到的器官的不同，表现出的症状也不尽相同。比如，腰部、背部、肩部持续疼痛时，有可能

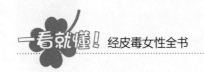

是癌症转移到了骨骼当中；如果转移到肺部，则会出现咳嗽、呼吸困难的症状；如果转移到肝脏，症状虽然很难把握，但有可能表现为腹部膨胀、食欲不振、疼痛、黄疸等。

虽然乳腺癌本身可以通过切除癌细胞治愈，但可怕的是它容易转移到其他部位。

🌸 通过自我检查尽早发现

如果能够在早期发现乳腺癌，治愈的概率是很高的。乳腺癌也是众多癌症中唯一一个可以通过自我检查发现的癌症。

癌肿增长到原来的两倍大小所需要的时间被称为双重时间，对乳腺癌来说，初期的双重时间约为 3 个月。笼统地说，1 厘米的癌肿增长到 2 厘米，仅仅需要 3 个月的时间，癌细胞的成长速度就是如此之快。

所以，只进行定期检查很有可能错过早期发现的时机。一般来说，乳腺癌大小在 2 厘米以内的话，尚未转移的可能性较高。但是，也有不形成肿块的乳腺癌，如果输乳管有出血现象，则有 50% 的概率患有乳腺癌。所以，如自己察觉到异常，请务必接受检查。

30 岁以上的女性（尤其是容易患乳腺癌的女性）应当养成经常

进行自我检查的习惯。自我检查应一个月进行一次，避开月经来潮前乳房胀痛的时段，在月经开始一周后较为合适。

1. 视诊

首先，站在镜子前确认乳房的形状和乳头的方向，还要看看乳房表面是否有凹陷或褶皱，乳头是否有颜色变化或溃烂的症状。

乳腺癌容易发生的部位是从乳头上方到腋下之间的区域，也有发生于乳头内侧或下方、乳头到锁骨之间的情况，所以在检查时，最好检查整个乳房。

接下来，将双手高举，检查乳房有无凹陷或褶皱的情况。如果日常生活中有感到别扭或不适的部位，请特别留意检查。

2. 触诊

身体仰卧，用手指轻轻按压乳房表面，检查是否有肿块。因为乳腺癌的肿块较硬，即使触碰到也不会感到疼痛。在视诊时觉得不正常的部位需特别留意。

有的乳腺癌患者即使发现了肿块也没有接受诊疗；也有人观察一年后等肿块变大了才去医院检查，此时才后悔当初应该早些接受治疗，但往往为时已晚。所以，在自我检查时如果发现异常，务必尽早咨询医生。

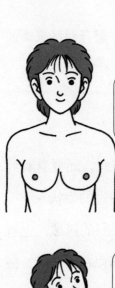

① 在镜子前观察乳房的形状和乳头的样子。

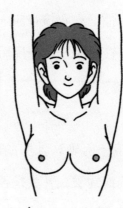

② 高举双手，检查乳房有无凹陷。

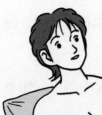

③ 身体仰卧，轻轻按压乳房，检查是否有肿块。

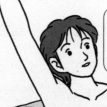

④ 抚摸乳房内侧时，手臂向上较容易发现肿块。

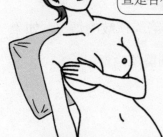

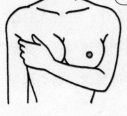

⑤ 放下手臂，将手指置于腋下，确认是否有硬疙瘩。

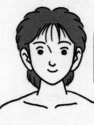

⑥ 最后捏住乳头，检查是否有血或分泌物排出。

可通过自我检查发现乳腺癌

✿ 乳腺癌不同阶段的检查和诊断

专业医生会针对乳腺癌的不同阶段进行相应的检查。

1. 视诊、触诊

肉眼观察整个乳房或用手按压，确认是否有异常症状或是否形成肿块。

2. 钼靶 X 射线透视法

将乳房夹在设备上使之受到挤压，再用 X 射线进行扫描的方法为钼靶 X 射线透视法。这种方法可以发现在视诊和触诊中无法检查出来的小肿块，对于乳腺癌的早期发现是必不可少的检查。但由于是 X 射线（放射能）扫描，所以怀孕期间不能接受此项检查。

在乳腺癌的定期检查中，一般采用钼靶 X 射线透视法。

3. 超声波检查

向乳房发出超声波，根据其回声的成像进行检查。因为此项检查不会受到放射线的影响，所以即使是孕妇也可以多次进行。

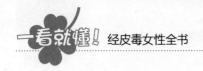

4. 细胞学穿刺检查

在发现有肿块时，为确定肿块是良性的还是恶性的时，用注射针刺入肿块内，提取肿块细胞进行检查的方法。为了获取更加准确的信息，有时也会进行将粗针刺入肿块内抽取组织检查的针吸活检，以及被称为麦默通活检的特殊的针吸活检（边看钼靶摄像或超声波边使用专用针检查）。

5. 切开活检

用手术刀切开乳房并取出肿块组织的一部分，再用显微镜观察确认的检查，被称为活检。

6. 远程转移检查

乳腺癌病发后，容易转移到肺部、肝脏、骨骼、淋巴结等组织器官。为了确诊是否发生远程转移，可采取 X 射线扫描、CT 扫描、超声波检查或同位素检查等手段。

❀ 乳腺癌的治疗方法

如果确诊为乳腺癌，基本的治疗方法为外科切除手术。用哪一种手术方法取决于乳腺癌的性质和发展状况，但不同的医疗机构也会有不同的看法，所以最好找一家权威医院，选择自己可以理解和接受的治疗方法。

随着检查、治疗技术的发展，乳腺癌已经不再是威胁人类生命的癌症。重要的是治疗前了解清楚相关问题并作好心理准备。

1. 外科手术

（1）肿块摘除术

只摘除乳房肿瘤的手术。

（2）乳房部分切除术

将长有肿瘤的乳房部分切除的手术。

（3）单纯乳房切除术

切除患有癌症的整个乳房，但并不摘除腋下淋巴结。

（4）保留胸肌乳房切除术

切除患有癌症的乳房和腋下淋巴结的手术，这是现在最普遍使用的治疗乳腺癌的手术方法。

（5）乳房胸肌整体切除术

不仅切除乳房和腋下淋巴结，还要将乳腺下的胸大肌和胸小肌一并切除的手术，这是以往常使用的手术方法。

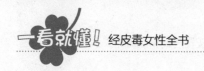

2. 放射线疗法

放射线疗法通常被当作外科手术的辅助疗法使用，目的在于手术前使癌组织变小以及肿瘤切除手术后预防其复发。

3. 激素疗法

70% 的乳腺癌是由于雌激素的刺激而引发的雌激素依赖性疾病。乳腺癌的癌细胞中有雌激素的受体。激素疗法是否有效取决于癌细胞中是否有雌激素受体。

激素疗法主要是为了预防术后的复发而进行的，在行之有效的情况下，与抗癌药剂相比副作用较小，但引发子宫癌、血栓和骨质疏松症的风险较高。

4. 抗癌剂疗法

如果术后进行激素治疗没有效果，就需要使用抗癌剂来进行辅助治疗，也有同时使用抗癌剂和激素进行治疗的情况。

女 性 专 栏 **10**

左右不同？乳腺癌新说

曾有医生作过调研：癌症与患者个人的性格有关。

●自我反省心较强的人，左侧乳房的患癌率较高

一位医生发现，癌症患者中，似乎做事认真、不懂得娱乐者居多。于是在接触过很多癌症患者后，他不得不感叹："那些一味努力的人容易患癌症。"

就拿乳腺癌来说，左侧乳房有癌症的人容易受他人的影响，久而久之这些影响会变成精神压力。据说，患者中自始至终只信仰一个宗教或信念且过于认真的人居多。

当然，并不是说这类人对人生抱有很多不满，只是他们似乎具有自我反省心理较强、不管什么事情都将错误归咎于自己的思想倾向。左乳房患乳腺癌的患者中工作压力较大的人约占80%，因护理和照看病人而身心疲惫的人约占20%。

●任何错误都归咎于他人的人，右侧乳房的患癌率较高

与左侧相对，右侧乳房患有乳腺癌的人中多数都有家庭问

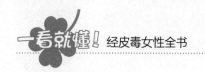
题，其中约 20% 是对父母不满的人，另外的约 80% 是对丈夫不满的人。有多数患者忍受这种精神压力长达二三十年。

性格上表现为：他们在考虑问题时总是倾向于认定"我是没有任何错误的，都是其他人的错"。可以说这类人是将压力向外排泄的类型。

如果同时具备上述两种性格，有可能两侧乳房同时患癌。

由此可见，乳腺癌似乎是与个人情绪和生活方式密切相关的癌症，如果真是这样，那么通过改变人生观和处事方式就可预防乳腺癌的发病，不是没有这个可能。

子宫癌的病因及治疗方法

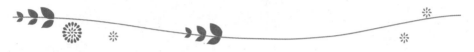

❀ 子宫癌是什么病

　　子宫癌是继乳腺癌、胃癌之后，女性最容易罹患的癌症。准确地说，子宫癌是两种性质不同的癌症的总称，医学上将癌变发生在子宫入口附近的宫颈癌和发生在子宫内部的宫体癌并称为子宫癌。

　　在子宫癌中，宫颈癌的发病率最高，约占子宫癌整体的80%；然而，近年来，宫体癌的发病率也在升高，两者之间的差距正在逐渐缩小。从死亡人数来看，宫颈癌死亡人数有减少的趋势，宫体癌的死亡人数却有逐年增加之势。

　　之所以会有这样的变化，主要有两方面原因。一方面，随着子宫癌检查的普及，一般性检查就可以确认是否患有宫颈癌，因此宫颈癌是较容易在早期发现的；另一方面，因宫体癌与女性生活方式的关系较大，尤其是近年来欧美化的饮食生活大大提高了宫体癌的发病概率。

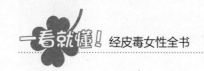

早在 20 世纪 80 年代就已经明确了宫颈癌的重要发病原因是性交引起的 HPV（人乳头瘤病毒）感染（参照女性专栏 11）。

宫体癌则是那些喜爱高脂肪食品和肉食的肥胖女性容易罹患的疾病，因为宫体癌被认为是受雌激素影响较大的雌激素依赖性疾病。也就是说，通过改善饮食和日常生活调整激素分泌是可以预防宫体癌的。

综上所述，两种子宫癌的发病原因不同，所以癌症的性质、治疗方法以及处理方法也不尽相同。在此，主要以作为雌激素依赖性疾病的宫体癌为对象介绍子宫癌的检查方法和治疗方法。

女性专栏 11

诱发宫颈癌的 HPV 是什么？

● 宫颈癌因病毒感染而起

通过近 20 年的研究，医学界已经明确宫颈癌的发病原理与感染有关。

99% 以上的宫颈癌以及大部分发展为癌症之前的癌变，都与 HPV（人乳头瘤病毒）的感染有密切的关系。

已有调查结果显示，在年轻时性交次数较多的女性，以及怀孕、生产次数较多的女性患宫颈癌的概率较高。

HPV 有 100 多种病毒类型，其中既有与癌密切相关、患病风险较高的病毒，也有与癌症之间并无关系的病毒。比如，HPV16 和 HPV18 导致宫颈癌病发的危险性较高，如果持续感染此病毒，就会诱发癌症。

HPV6 和 HPV11 病毒，虽然会引起湿疹（疣）和发育不正常，但几乎不会引发宫颈癌。

● 通过检查可以预测癌症

多数的 HPV 感染都具有暂时性，基本上 5—15 个月后就会自愈，但是如果身体免疫功能低下，则有可能会发展成宫颈癌。

因此，我们必须认识到宫颈癌是感染症的一种。由于 HPV 病毒会通过性行为感染，所以可以认为，如果初次性行为在 15—20 岁，则之后几年宫颈上皮有可能会感染 HPV。

最近有一些医疗机构在进行子宫癌诊察时，除了进行细胞检查之外，还进行了通过 HPV 病毒的类型预测癌症的 HPV DNA 测试。这对于预测疾病发展是非常有效的诊察方法。

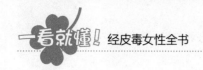

✤ 子宫癌的特点

1. 宫颈癌

（1）患癌女性的年龄跨度较大。

（2）HPV（人乳头瘤病毒）感染被认为是发病原因之一。

（3）在年轻时性交次数较多或生产次数较多的女性，发病概率较高。

（4）症见非正常出血、白带增多、月经失调等。

（5）通常所说的子宫癌检查多指宫颈癌检查，可以通过检查达到早期发现的目的。

（6）因为是感染症，注射疫苗较为有效。

2. 宫体癌

（1）50—60 岁，处于绝经期前后的女性发病率较高。

（2）是由于雌激素分泌过剩而引起的雌激素依赖性疾病。

（3）喜爱高脂肪食品、肉食的偏胖女性发病率较高。

（4）没有生育经验或生育次数少的女性较易患病。

（5）自觉症状较少，但是会出现持续不断的非正常出血、下腹疼痛等症状。

（6）通常所说的子宫癌检查并不是指宫体癌的检查。

✖ 宫颈癌的定期检查

据调查结果显示，不论是宫颈癌还是宫体癌，只要能够在早期发现，约90%都可完全治愈（5年以上不再复发），所以子宫癌被认为是容易治愈的癌症。但是，因为在初期阶段几乎察觉不到症状，所以通过定期检查实现早期发现就显得十分重要了。

1. 宫颈癌的诊断检查

子宫癌定期检查一般使用细胞学检查的方法。所谓的细胞学检查，首先是将手指插入阴道内进行触诊，检查子宫的形状、大小是否有变化；然后使用棉棒、刷子、小木棍等工具刮出一点宫颈外侧和阴道的细胞；最后将采集的细胞放在显微镜下观察，诊断是否有癌细胞。

2. 宫体癌的诊断检查

因为宫体癌是发生在子宫内部的癌症，所以用宫颈刮片细胞学检查是无法发现的。近年来，宫体癌患者人数迅速增加，因此绝经前后的女性、家人中有宫体癌患者的女性、患有其他癌症的女性，哪怕出现一点疑似宫体癌的症状，都有必要在进行宫颈癌检查的同时也作

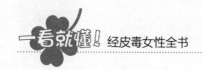

一下宫体癌的检查。

宫体癌的诊察如果用细胞学检查后发现异常，则需要将宫颈撑开，采集子宫内侧的细胞进行精密的病理检查。

做完宫体癌的细胞学检查后，有的人会有疼痛感或连续几天出血，这是检查引起的正常现象，不必担心。

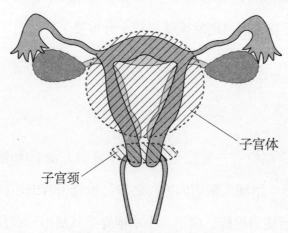

子宫体

子宫颈

宫颈癌和宫体癌发病部位不同

✺ 子宫癌的治疗

1. 外科手术

被诊断为子宫癌后，采取什么样的治疗方法，需要根据癌细胞的扩散程度和全身的症状来判断。如果尚处早期，则可以通过激光治疗和高周波（超声波的一种）的治疗方法切除癌细胞。但无论是宫颈癌还是宫体癌，基本的治疗方法都是进行外科手术，将癌细胞扩散到的部位全部摘除。

（1）单纯全子宫切除术

开腹将子宫、卵巢、输卵管摘除的手术。

（2）广泛性全子宫切除术

切除子宫、卵巢、输卵管、阴道和子宫周边的组织以及淋巴结等，是较大范围的切除手术。

（3）手术后遗症

通过手术摘除卵巢后，会出现与更年期综合征相似的症状。手术范围越大，产生后遗症的危险性就越高，还有可能造成排尿及排便障碍，因此术后一般需要进行康复治疗。

2. 放射线疗法

由于病情和癌细胞的扩散程度而难以实施手术，或患者不希望做外科手术时，也有单独进行放射线疗法的情况，但此方法多数情况下都是与外科手术并用的。

3. 激素疗法

宫体癌与雌激素的分泌关系密切，因此激素疗法是比较有效的

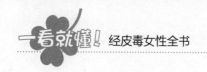

治疗方法。为了缩小癌变范围和预防病症复发，主要使用具有孕激素作用的内服药物。

如果宫体癌在初期阶段就被发现，是可以只摘除癌组织而保留子宫的，这时就可以实施激素疗法。此外，当复发危险性较高或者身体对抗癌药剂有排斥反应时，激素疗法也可以作为辅助的治疗手段。

4. 抗癌剂疗法

抗癌剂疗法多作为外科手术和放射线疗法的辅助治疗方法使用。

第 4 章

小心！经皮毒会由母亲传递给孩子

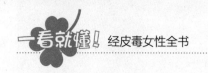
有害化学物质会通过母体
传递给胎儿

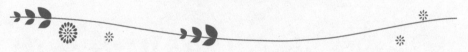

对于妇科疾病而言，重要的是早发现、早治疗，生活环境是引发妇科疾病的重要原因之一，如果能够改善不良的生活习惯，是可以预防妇科疾病的。特别重要的一点是：妇科疾病需要在成年之前就开始采取一定的应对措施。

要知道胎儿在母体内就已经受到母亲在妊娠中或是妊娠之前积蓄在体内的化学物质的危害了。

众所周知，怀孕时照 X 射线和服用药物都会对胎儿造成不良影响。怀孕期间侵入母体的有害化学物质，或是在怀孕前就积蓄在母体内的有害化学物质，胎儿一旦吸收，就很有可能受到毒害。

在子宫内膜异位症罗猴实验中，不论是被直接注射二噁英的罗猴，还是在胎儿时期从母体中"继承"了二噁英的罗猴，患子宫内膜异位症的病例都很多。此外，现今女性频发的早发月经症状，也是雌激素分泌过早造成的，这是因为其在胎儿时期就出现了激素异常。

与 20 世纪中叶相比，现在的孩子出生时体内就已积蓄了一定量的化学物质了，这是引发妇科疾病的原因之一。所以，待产女性和想要怀孕的女性，为了自己，也为了即将出生的孩子，请将有害化学物质的影响降到最小化。

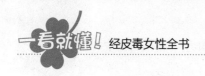

请将经皮毒"扼杀"在出生前

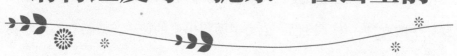

在母亲和胎儿之间连接母婴的胎盘，对胎儿的发育是不可或缺的。母体向胎儿输送营养，更换空气，排泄胎儿产生的废物，代谢有害化学物质，分泌激素及发挥免疫功能等很多工作都是通过胎盘进行物质交换的。

直到20世纪后半叶，人们都相信关于胎盘的一个神话。那就是，胎盘具有神奇的屏障作用，可以保护胎儿远离除了营养成分之外的其他物质。但也有例外，如果母亲在妊娠期间患上病毒性感冒，则有可能使胎儿患有先天性耳部和心脏障碍。病毒是比细菌还小的生物，可以侵入细胞内进行破坏活动。因为这一特质，病毒会从母体细胞转移到胎儿的细胞内，由此对还不具备免疫功能的胎儿造成严重的不良影响，这是病毒的特性引起的特异性障碍。

在20世纪50年代发生的被称为"水俣病"的公害病推翻了这个有关胎盘的神话。水俣病是因为人们食用了被甲基汞污染的鱼，从而造成脑障碍、神经障碍的疾病。有的母亲在妊娠期间食用了被污染的鱼所生下的孩子也出现了先天性脑障碍、神经障碍的情况。在那之前被认为对胎儿没有影响的重金属——甲基汞，却通过母亲的身体直接影响到了婴儿。通过这次事件人们才意识到，有些化学物质是可以通过胎盘传递的。

而在后来 20 世纪 60 年代发生的"反应停"事件中，人们更加深刻地认识到有害化学物质的影响对胎儿的毒害。

当时，有一些怀孕期间的女性服用了宣称安全无副作用的安眠药沙利度胺（又名反应停），他们所生下的孩子出现了先天手足畸形的情况。这说明对母亲几乎没有危害的"反应停"制剂却对婴儿产生了巨大的不良影响。

这起事件证明了这样一个事实：有些化学物质不仅可以通过胎盘传递，更重要的是，它对胎儿的影响远远超过了对母亲本身的影响。

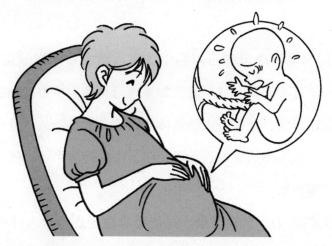

通过胎盘传递的化学物质带给胎儿的影响甚至大于母亲

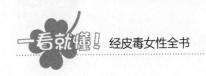
DES 对激素活动的干扰

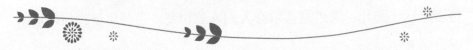

　　20 世纪 70 年代发现的、防止流产的用药 DES（乙烯雌酚），其副作用之一就是会干扰胎儿的激素活动。

　　DES 是与雌激素有相似作用的激素制剂，雌激素会与受体结合发挥作用。不论胎儿是男性还是女性，都同样具有雌激素受体。如果 DES 与胎儿体内的雌激素受体相结合，就会干扰到胎儿体内原本的激素活动。

　　在我们的生活环境和日用品中含有具雌激素作用的化学物质，这就是所谓的环境激素。环境激素如果在母亲体内积蓄，则会导致胎盘的激素分泌异常；如果进入胎儿体内，则会扰乱胎儿本身的激素活动。实际上，从人体的羊水、胎盘、脐带中都检测出了二噁英、双酚 A 等多种环境激素。

　　通过大气污染、食物污染、经皮毒等途径逐渐被人体吸收的环境激素会慢慢积蓄到体内的各个部分。虽然检查出来的环境激素量因人而异，但是可以推测，体内积蓄了较多环境激素的母亲生下的孩子，天生就携带引发妇科疾病和生殖异常的危险因素。

关于这一说法，也有赞成和否定两种截然不同的声音。有学者认为，DES 是强效激素制剂，虽然在刚出生的孩子身上出现了生殖异常，但是环境中所含的环境激素的浓度不可能对胎儿造成影响。

然而，关于环境激素的作用还有尚未解明的部分。因此，即使是极其少量，也可能会造成危害，所以，我认为还不能断言环境激素是安全无害的。

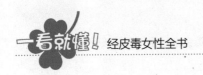

经皮毒对胎儿的伤害是不可逆的

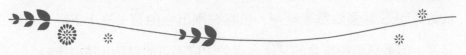

对成年人而言，激素分泌并与受体结合后，会对相应的组织发挥作用；而当激素停止分泌时，该组织就会恢复到原来的状态。像这样组织可以回到原来状态的反应被称作可逆反应。激素就是在必要的时候分泌，在发挥完应有的作用后自动停止分泌。通过调节激素分泌，人体才能够保持稳定的状态。

然而对于胎儿而言，激素一旦与受体结合，就算激素停止分泌，相应的组织也无法回到原来的状态。这种无法复原的反应叫作不可逆反应。正因为如此，在胎儿体内，即使是激素分泌发生了一点点误差，也会引起胎儿各种各样的障碍。

如果环境激素通过胎盘被胎儿自身吸收，也可能会发生相同的情况。

因此，即使是对成人没有危害的环境激素，对胎儿有可能造成不良影响。

胎儿的性别在妊娠初期 3—4个月时被确定

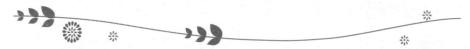

　　母亲腹中的胎儿通过不断反复的细胞分裂形成身体的各个器官。怀孕6—12周是胎儿生殖器形成时期；10—18周脑功能开始发育，并且是对形成男女性别非常重要的两性分化时期。

　　性别分化的过程是这样的：拥有XY染色体的胚胎会从胎盘分泌出一种叫作睾丸素的男性激素。睾丸激素的分泌会促使作为性器官原型的性腺原基发育为精巢；拥有XX染色体的胚胎则不会分泌睾丸素，从而形成卵巢。

　　形成精巢和卵巢后，精巢就会分泌出男性激素的雄性激素，卵巢则分泌出女性激素的雌激素，进而形成男女性别，最初分泌的睾丸素起到了区别男女两性的关键作用。

　　妊娠初期的3—4个月是形成男女性别十分重要的时期。性别分化是在若干激素的共同作用下进行的复杂且精细的活动。如在此时让

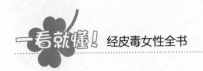

其他激素干扰到体内原有激素的活动，就会产生不可逆反应，从而可能会出现性别分化异常的情况。

在DES的副作用中所见婴儿生殖异常的现象，也许就是因为胎儿在性别分化时期受到了合成雌激素的影响，最终使生殖器官的形成发生致命性的异常。

因此，怀孕3—4个月是十分重要的时期，在此期间不应让胎儿受到化学物质的影响。

怀孕3—4个月是形成胎儿身体器官和男女性别的重要时期

胎儿还不具备防御化学物质的能力

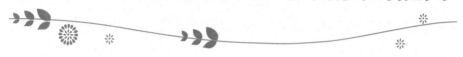

疑似为环境激素的化学物质不仅有与雌激素相似的作用，如二噁英就具有干扰雌激素的抗雌激素作用；也有和男性雄性激素具有相同作用的环境激素。此外，一些化学物质虽然没有被认定为环境激素，却会引起内脏器官障碍、脑障碍、过敏症和染色体异常等。也就是说，母亲体内存留的有害化学物质并非只有环境激素。

即使度过了性别分化的时期，胎儿仍然处于容易受化学物质影响的状态。存在于身边的石油化学物质因分子较小，很有可能通过胎盘，其对胎儿来说是非常危险的物质。

成年人对于外部侵入的有害化学物质具备一定的防御能力。经由口腔进入体内的化学物质，肝脏会发挥分解和代谢其毒性的功能；皮肤则有角质层构成的皮肤屏障，即使皮肤接触到有害化学物质，也可以将其部分挡住，使之无法进入人体内。但是，从胎儿到新生儿这段时期，无论是肝脏的代谢功能还是皮肤的屏障保护功能都尚未

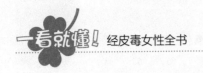

成熟。

另外，在成年人的大脑中，脑组织与血液之间设有一道由生物膜构成的关卡，被称为血脑屏障。血脑屏障可以辨认对大脑有不良影响的有害化学物质，阻止有害化学物质轻易地由血液进入脑组织，将不良影响降到最低。

然而，出生不满6个月的婴儿大脑内还没有完全形成血脑屏障。因此，也有人认为，之所以婴儿易患脑部障碍，是因为大脑对来自体外的异物和有害化学物质的影响"照单全收"。

综上所述，婴儿对化学物质几乎是没有防备的。为了使新生儿不与任何有害化学物质接触，有些产科医院已开始引进一种被称为"干燥法"（Dry technique）的护理方法。

一直以来，婴儿刚刚出生后，为去除身上沾有的胎盘和血液等污物，护士一般都会为其洗澡。而所谓的"Dry technique"就是仅用纱布擦拭新生儿身体较脏的部位。现在，绝大多数的产科医院都采用了不洗澡的方法，理由是沐浴会使婴儿的体温下降，而且可能会洗掉毛孔里的正常细菌，如将这种来之不易的良性细菌洗掉，就无法有效保护婴儿皮肤了。

代代相传的化学物质
——毒性的代际传递

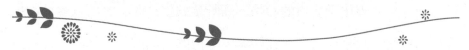

　　在多数情况下，孕妇发现自己怀孕都是在两三个月后，而此时也正好是胎儿进行性别分化的时期。在发现怀孕之后孕妇会开始戒烟或不再服用药物，但从保护胎儿免受化学物质危害这一点来看，其实为时已晚。

　　在排卵日的 90 天之前，卵子为了排卵开始细胞分裂。处于细胞分裂过程中的细胞很容易受到损伤，此时如果有化学物质从外部侵入，其影响甚至可能波及细胞核内的遗传基因，也就是说，有可能会引起染色体异常。如果想让胎儿免受化学物质的危害，至少从细胞开始分裂的时期就应多加注意。

　　继续往前追溯的话，在卵巢中等待排卵的卵子也会受到化学物质的影响。卵子是胎儿性别分化形成卵巢的时候伴随而生的，怀孕 5—6 个月的胎儿所拥有的卵子数量是最多的，约为 700 万个。在这

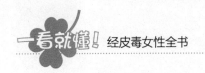

之后，数目会逐渐减少，到了初经来潮的时候，还有 20 万—30 万个卵子贮藏于卵巢内。

卵子在卵巢内等待排卵期间，细胞分裂活动会暂时停止，与普通细胞相比，此时的卵子处于不安定的状态。不安定的卵子在日常生活中会受到有害化学物质的影响。高龄孕妇生产时，之所以容易发生染色体异常，就是因为卵子在卵巢中等待的时间过长，其间一直受到有害化学物质影响的结果。

有调查结果显示，DES 的副作用甚至会影响两至三代人。对此有两种说法：一种说法认为，母亲在怀孕时服用了 DES，引发了胎儿的染色体异常，导致遗传基因重组；另一种说法是，DES 胎儿时期就在体内大量积蓄，进而又通过胎盘传给了下一代。这种代代相传化学物质的传递被称为毒性的代际传递。

由此可以推测出，积蓄在母体内的有害化学物质，不仅会影响到腹中的胎儿，甚至可能会影响到胎儿卵巢内的卵子。通过 DES 的病例可以得知，妊娠中的母亲会把有害化学物质传给胎儿，使得胎儿体内积蓄了有害化学物质，而往往这种有害化学物质又可能遗传到胎儿的下一辈。

有害化学物质对男女老少都有不良影响，尤其是怀孕中的女性。此外，从孩子出生之前，就要有意识地远离有害化学物质。

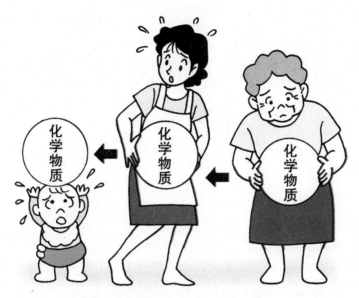

化学物质的影响从母亲到孩子代代相传

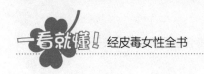
有害化学物质可通过食物链
逐级浓缩

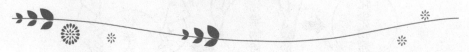

　　二噁英被认为是诱发子宫内膜异位症的因素之一，垃圾的焚烧、工业废弃物及家庭废水等，正在污染着全世界的海洋、土壤和大气。残留率很高的 PCB 和 DDT，虽然在很多国家都已经停止生产了，但它们带来的污染至今仍旧存在并持续着。这些污染的可怕之处在于，有害化学物质可以通过食物链逐级浓缩。

　　有害化学物质食物链浓缩现象，主要体现在海洋生物中。受到污染的浮游生物会被小鱼和贝类吃掉，小鱼和贝类又被中型鱼类吃掉，中型鱼类又被大型鱼类吃掉，最后这些大型鱼类又被鲸鱼和海豚等海洋哺乳动物以及人类食用。

　　二噁英、PCB、DDT 等流向海洋的有害化学物质具有不易代谢却容易积蓄的性质，因此在食物链的循环过程中就会被浓缩。从作为饵料的鱼类、贝类体内传递到捕食的鱼类、贝类体内的过

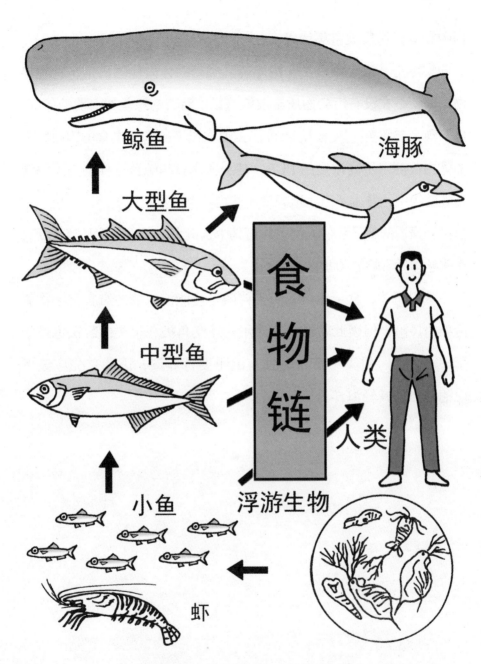

有害化学物质可通过食物链逐渐被浓缩

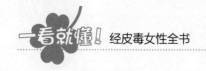

程中，有毒物质被富集浓缩。

实际上，从大型鱼类和海洋哺乳类动物体内检测出了多种污染物，即使是在没有污染物质排放的南极生活着的鲸鱼和海豹的体内，也发现了二噁英、PCB 及 DDT。据说在以海豹肉为主食的因纽特人的体内检测出了高浓度的 PCB，甚至在海豚和鲸鱼这样的大型海洋哺乳动物中，发生了因生殖异常而使物种个体数锐减的情况。位于浓缩污染顶端的就是我们人类了，而其中，最大的受害者就是容易受有害化学物质影响的胎儿。

综上所述，食用鱼类、贝类伴随着可能被浓缩的有害化学物质污染的风险，但因此就认为绝对不应该吃鱼类、贝类的想法也过于草率。鱼类、贝类中富含着独有的重要营养素，因此首先应该考虑的是如何减轻海洋污染的问题。

母乳中含有二噁英

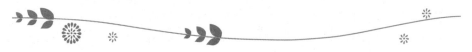

我们被大气污染、水质污染、土壤污染和食物污染包围着，要想消除污染需要花费的时间可能与被污染的时间相同，甚至会更长。环境污染应该成为全社会共同关心和必须致力于解决的课题，如二噁英会在焚烧垃圾时产生，那么就要重新思考和研究更好的垃圾处理方法。

在以二噁英为代表的环境污染对人类所造成的影响中，有一件事引起了极大的关注，那就是有关研究发现母乳中的二噁英含量已经达到会产生毒害的程度。因为二噁英具有容易积蓄于脂肪的性质，所以一旦被吸收进人体内，就会导致几乎是由脂肪成分构成的母乳中含有二噁英。

日本报纸上曾刊登了这样一篇报道：日本人母乳中含有二噁英，而且其浓度是欧美诸国的 100—200 倍。这则报道成了当时的社会热点。最应该受保护的婴儿的第一份食物中竟含有大量的二噁英。当时的日本和欧美诸国相比，二噁英的污染更为严重，也许正因为如此，在母乳中检测出了比欧美诸国浓度更高的二噁英。

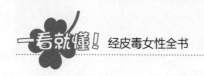
母乳喂养还是人工乳喂养

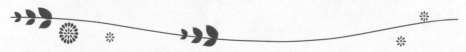

与人工乳相比，母乳具有以下优点。

●母乳中含有免疫抗体，可以保护尚无抵抗力的婴儿远离疾病。

●母乳中含有优质的蛋白质（乳铁蛋白等），且绝大多数婴儿对此不会有过敏反应。

●哺乳是母亲和孩子之间十分重要的情感联络方式，这对婴儿的发育来说是不可或缺的。

●为了尽快调整好母亲产后的身体状态，最好进行母乳喂养。

对于婴儿来说，出生前后的状况以及同母亲之间的关系，会在很大程度上影响到其成长阶段的精神发育。

2000 年，日本厚生劳动省发布了关于母乳喂养婴儿和人工乳喂养婴儿的调查研究报告。该报告指出，在母乳喂养的婴儿中几乎没有发现二噁英的不良影响，婴儿 1 岁以前的发育状况也都在正常范围内。厚生劳动省就母乳和二噁英的问题作出了如下解答："在日本，喂养婴儿的母乳中的确含有一定程度的二噁英或同类化学物质，但是从母乳的效果和安全性的角度考虑，今后应继续推进母乳喂养。"

总体来说，虽然母乳中含有二噁英，但也不必因此就放弃母乳喂养。

面对环境问题，需要在充分考虑其优缺点的基础上，再采取相应的措施。虽然不能断言母乳中含有的二噁英是完全无害的，但是考虑到母乳的优点，还是应尽可能做到母乳喂养，这样对孩子更有益处。

女·性·专·栏 12

母乳和二噁英

关于母乳和二噁英，日本厚生劳动省的调查研究报告中还有如下内容，请作参考。

● 1973—1999 年，母乳中二噁英的浓度已减少近 50%。

● 越是高龄的母亲，其母乳中的二噁英浓度越高。

● 是否住在废弃物处理厂附近，与母乳中所含二噁英的浓度没有关联。

● 研究发现有妊娠反应越大，母乳中的二噁英浓度就越高的倾向。

●头胎与二胎、三胎相比，受二噁英污染的概率和影响较大。

●没有明显观察到母亲吸烟或被动吸烟与母乳中的二噁英浓度有关。

●一般来说，二噁英受从乳制品和肉类中所获脂肪量的影响，而PCB受从鱼类、贝类所获脂肪量的影响。

已受污染影响的现代人

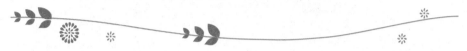

在日本, 二噁英污染在 20 世纪末达到顶峰, 60—80 年代在世界各地也都发生了很多公害问题。那时还是胎儿的孩子们, 现在已经成为生育下一代的父母。但是, 在这一代人中有不少人正在经受卵子数量和精子数量减少或不明原因的妇科疾病的困扰。

也就是说, 现在的成年人是在危险的胎儿时期受到有害化学物质影响的受害者, 尤其是患妇科疾病的风险, 妇科疾病患者人数的增加和患病低龄化的现象已非常显著地表明: 这些患者可能就是因为在胎儿时期受到致病因素的影响而患病的。

精子数、卵子数减少以及妇科疾病引起的不孕症病例的增加也引发了少子化问题。受有害化学物质影响的一代人所生育的孩子也可能继承了一些不安因素, 也就是前面提到的毒性的代际传递。

现今的孩子出生时体内就积蓄着有害化学物质, 出生之后又

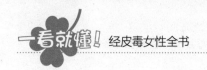
不得不生活在充满有害化学物质的环境中。叠加积蓄有害化学物质的母亲再孕育出受有害化学物质影响的孩子，恶性循环已然形成。

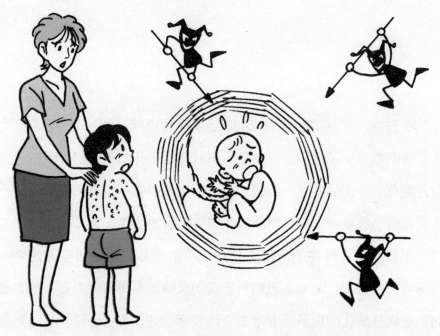

出生前体内就已具有妇科疾病和特异反应的发病要素

不要再让孩子受到经皮毒的威胁了

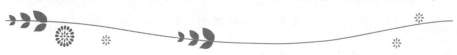

在胎儿时期就受到化学物质污染的影响、带着妇科疾病的潜在发病因素出生的现代女性，如果要将不安全因素降到最小，就必须在生活中不再继续吸收化学物质。

为了不再让有害化学物质进入人体内，平时用餐时要注意食用污染少的安全食品。此外，需要强烈建议的是：尽量不要使用有经皮毒危险的日用品。之所以这样说，是因为现在仍有很多这样的日用品被人们若无其事地使用着。

医疗机构已经开始关注经皮吸收型的治疗药物，认为其疗效显著。由此可知，外界物质经由皮肤进入人体内的吸收率比预想的要高得多。

在胎盘和脐带中检测出的二噁英和双酚 A 的吸收路径虽然还不明确，但通过更换日用品而使妇科疾病的症状得以减轻的案例我不止遇到过一次。日用品是可以自己选择的，所以在充分认识到化学物质

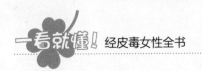

影响的基础上，阻止它们侵入人体内是十分重要的。

孩子们还不能自己选择日用品和饮食，所以需要成年人保护他们免受有害化学物质的不良影响。与成年人相比，孩子对化学物质的抵抗力要低得多。从体重和化学物质吸收量的比例来看，比起大人，孩子显示出了更高的吸收率。

孩子们经常使用的不宜打碎的餐具、玩具，以及洗发水、牙膏等，其中都含有与成年人产品相同的成分，甚至婴儿用品中竟然也含有多种合成表面活性剂和有害化学物质。

如果您有孩子，那么请从重新认识并及时更换这样的日用品做起，因为保护孩子们不受有害化学物质的侵害，也是在保护下一代的子孙。

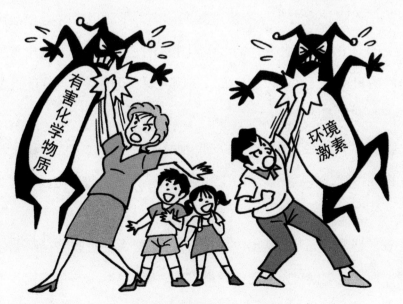

保护孩子就是在保护他们的下一代

第 5 章

远离经皮毒性妇科疾病

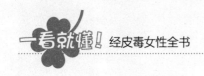

重新检查日用品，远离经皮毒

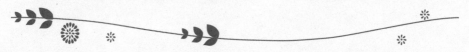

　　雌激素依存性妇科疾病的发病，与以环境激素为代表的、存在于生活环境中的有害化学物质的影响有着非常大的关系。在妇科疾病的预防上，改善生活环境和饮食习惯是十分有效的。首先，我们在生活中要尽可能地不让化学物质侵入体内；其次，是促进体内废物（毒素）排出体外。

　　尤其是对经由皮肤吸收的有害化学物质，即所谓的经皮毒，我们现在必须重新审视。日用品中的经皮毒危险之处在于"日复一日地使用"。一次经皮肤吸收的有害化学物质的量并不足以构成威胁，但是如果每天都要从早到晚与洗涤剂、化妆品等大量日用品接触并吸收经皮毒，问题就严重了。

　　在日用品的成分中还含有可能会引起皮肤问题的化学物质。我们使用某些美妆用品时会感觉很好，如使皮肤水润、头发有光泽等，实际上这些美妆用品正在威胁着皮肤的健康。有很多人因长期使用含有合成表面活性剂的洗涤剂，引起了主妇湿疹（手指出现慢性脱皮的皮肤疾患）和肌肤干燥等问题。

如果引发了皮肤障碍，则说明有害化学物质是经由皮肤侵入人体内的。此外，洗涤剂等日用品还会洗掉皮肤上的油脂，从而破坏皮肤的保护膜——角质层的细胞。这样一来，皮肤屏障将无法正常发挥作用，皮肤就会处于更易受有害化学物质侵害的状态。

为防止皮肤干燥和皲裂，人们通常会使用添加了合成化学物质的保湿霜。但因为这种保湿霜里含有会引起皮肤问题的化学物质，所以有些人即使持续使用，干燥症状仍未得到缓和。

如果因皮肤粗糙干裂而苦恼，不妨尝试停止使用含有合成化学物质的产品，有时这种方法比任何处方药都有效。

化学物质中没有完全无害的物质。身体健康的人具有逐渐代谢有害化学物质的能力。在购买食品和日用品时，尽量选择不含有害化学物质的产品，这样可以减少体内积蓄的有害化学物质的量，重要的还是在日常生活中尽量防止有害化学物质侵入体内。

日用品中有害化学物质表

化学物质名称	使用的产品	主要用途	主要有害作用
直链烷基苯磺酸钠	洗衣剂	清洁效果、合成表面活性剂	引发主妇湿疹等皮肤问题
烷基硫酸钠	洗发水、沐浴露、牙膏	清洁效果、起泡剂、合成表面活性剂	引发毛发发育问题、视力下降、白内障、皮肤过敏

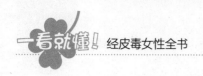

续表

化学物质名称	使用的产品	主要用途	主要有害作用
烷基醚硫酸酯钠	厨房用洗涤剂、洗发水、牙膏	清洁效果、合成表面活性剂	引发主妇湿疹等皮肤问题，有致癌性
烷基三甲基氯化铵	护发素	静电防止剂	神经毒性
荧光增白剂	洗衣剂	荧光增白剂	有致癌性，疑似环境激素
聚乙二醇（PEG）	洗发水、沐浴露、化妆水、乳液、漱口水	湿润剂、保湿剂、乳化剂、合成表面活性剂	引发肝肾功能障碍、皮肤障碍，有致癌性
丙二醇（PG）	洗发水、护发素、沐浴露、化妆水、乳液、湿巾、婴儿用湿巾、医药品	湿润剂、保湿剂、乳化剂	引发过敏、染色体异常、皮肤障碍
二乙醇胺（DEA）三乙醇胺（TEA）	所有化妆品、医药品	乳化剂、溶解辅助剂	引发皮肤障碍、过敏、肝肾功能障碍、致癌性
2，6-二叔丁基-4-甲基苯酚（BHT）丁基羟基茴香醚（BHA）	洗发水、护发素、沐浴露、所有化妆品	防氧化剂	神经毒性，引发皮肤障碍、过敏症，有致癌性；BHA 为疑似环境激素
对羟基苯甲酸酯（对羟基苯甲酸甲酯、乙酯等）	洗发水、护发素、沐浴露、所有化妆品	杀菌防腐剂、保存剂	引发过敏症
乙二胺四乙酸（EDTA）	洗衣剂、洗发水、护发素、沐浴露、所有化妆品、湿巾、婴儿用湿巾	金属离子封锁剂（螯合试剂、保存剂）	引发过敏，在体内与钙和铁结合引发肾功能障碍
羟苯甲酮	防紫外线产品	紫外线吸收剂	有强经皮毒性（能致死）、致癌性，疑似环境激素

化学物质名称	使用的产品	主要用途	主要有害作用
对苯二胺（PPD）	染白发专用制剂、染发剂	染发剂、偶氮染料	过度暴晒会刺激喉咙，引发支气管哮喘、强烈过敏反应，有致癌性，疑似环境激素
焦油色素	洗发水、护发素、沐浴露、所有化妆品、漱口水	着色剂	引发过敏症、黑皮症，有致癌性

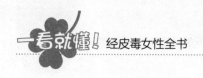

每天都在使用的合成洗涤剂的危害

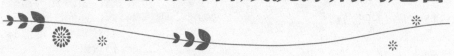

使用合成表面活性剂制作的洗涤剂被称为合成洗涤剂，从经皮吸收角度考虑，合成洗涤剂是危害性很高的日用品。合成表面活性剂在使用过程中会生成作为副生成物的二噁英，实际上，也的确在很多洗涤剂中检测出了二噁英。

在洗涤剂和化妆品等日用品的外包装上都写有成分表，请参照"日用品中有害化学物质成分表"，选择那些不会在体内积蓄有害化学物质的产品。合成表面活性剂具有促进其他有害化学物质被人体吸收的性质，因此请从不选择合成洗涤剂做起。

1. 洗衣液和柔软剂的危害性

有些人觉得洗衣剂与皮肤并没有直接的接触，所以不用担心经皮毒的危害。但就像肥皂的香味会留在衣物上一样，洗衣剂也会残留在衣物上。此外，为了使清洗后的衣物柔软而使用的衣物柔软剂中也使用了经皮毒性很强的合成表面活性剂。

如果是皮肤容易过敏的人，哪怕只是穿着用合成洗涤剂洗过的衣物，都会引起过敏反应。

洗衣剂最好是用含经皮毒较少的肥皂类洗涤剂（标记有纯肥皂成分为百分之几），对于皮肤屏障功能还没有发育成熟的新生儿来说，使用任何化学物质都不能断言是安全的。在日本某些医院，清洗新生儿的内衣和毛巾时，一律不用洗涤剂，只用清水来清洗。

2. 洗发水、护发素、沐浴露的危害性

如果说洗发水、护发素与子宫内膜异位症的发病相关，那么很可能与以下原因有关。其一，头皮比身体其他部位更容易吸收经皮毒；其二，洗发水和护发素几乎每天都在使用；其三，市面上销售的洗发水和护发素里含有多种强效的合成表面活性剂和可能有害的化学物质。

虽然还没有证实两者之间明确的因果关系，但一般认为，合成表面活性剂与自来水中的氯发生反应，会生成作为副生成物的二噁英。尤其是护发素中使用的合成表面活性剂毒性很强，也有专家认为护发素比洗发水更加有害，甚至会造成水质污染。

沐浴露与洗发水的成分基本相同。性器官和肛门是经皮吸收率比头皮还要高的部位，所以经皮毒危险性极大。像这些使用后需要用水冲洗的日用品，应该尽量选择不含有害化学物质的。

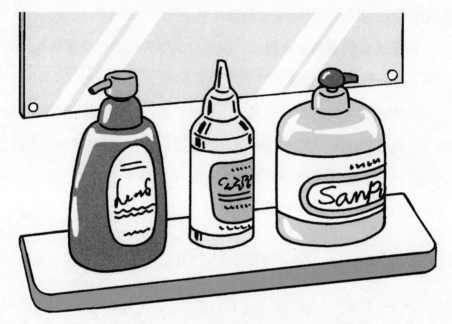

需要用水冲洗的日用品经皮毒危险性很高

3. 其他洗涤剂的危害性

特别需要注意的产品是牙膏。目前市面上销售的多数牙膏都含有与洗发水成分一致的名为十二烷基硫酸钠的合成表面活性剂。因为口腔皮肤只有黏膜层而没有角质层，所以完全没有皮肤屏障功能。牙膏中含有的合成表面活性剂对人体来说是十分危险的。

特别是儿童牙膏，有些成分中也含有十二烷基硫酸钠或其他疑似有害的香料、着色剂等。孩子们喜欢的草莓味、香蕉味的牙膏有时比成年人用的牙膏的危险系数还要高。

漱口水比牙膏更具危害性。有一种意见是，漱口水会把在口腔内发挥重要作用的口腔常在菌杀死。此外，很多漱口水中还使用了着色剂、甜味剂和保鲜剂等疑似有害的化学物质，对人体并不安全。

此外，在日常生活中还会使用如厨房用洗涤剂、家用洗涤剂、卫生用洗涤剂等刺激性和有害性都很强的合成洗涤剂。

使用这样的产品时，建议先稀释再使用，或者尽量不要使用较为明智。因为通常情况下，这类产品中都含有对环境造成严重污染的强效合成表面活性剂。

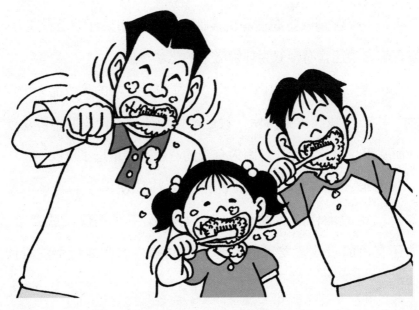

牙膏是意想不到的经皮毒的陷阱

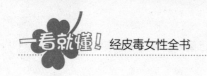

有害的日用品防不胜防

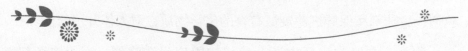

1. 化妆品的危害性

化妆品中含有作为乳化剂使用的合成表面活性剂。有害的着色剂、香料、保湿剂、防腐剂等也被加入其中。如果仔细查看成分表，会发现配方中还含有疑似为环境激素的化学物质。

宣传语中有"清除皮脂污垢""不易脱色"等的化妆品尤为需要注意。其实，"清除皮脂污垢"就是破坏角质层，使皮肤屏障功能失效，而"不易掉色"无非是因为有害的着色剂渗透进了皮肤。

在香水、指甲油、去味止汗剂中则往往使用了属于环境激素的邻苯二甲酸酯作为挥发剂。在这种情况下，不仅皮肤会吸收，人体还有可能吸入挥发了的邻苯二甲酸酯，因此要特别注意使用方法。

2. 烫发、染发的危险性

烫发剂和染发剂中都使用了多种毒性很强的有害化学物质，也含有疑似为环境激素的物质。头皮又是很容易经皮吸收的部位，所以十分危险。

特别需要注意的是，染发剂中使用的叫作对苯二胺的染料，可能会引起强烈的过敏反应，严重时甚至可能引起过敏性休克。

现在，有的美容院已经意识到烫发剂和染发剂的危害性，在使用药剂方面格外用心，烫发或染发时最好选择这样的美容院。

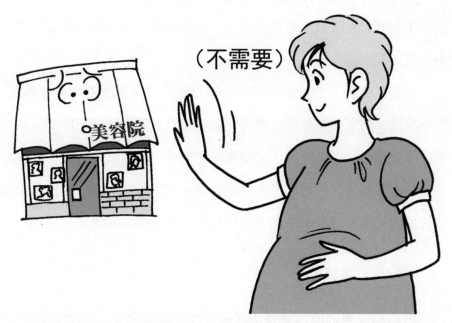

孕妇应尽量避免烫发和染发

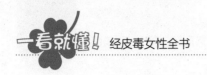

3. 卫生棉条、卫生巾、纸尿裤的危害性

有人认为卫生棉条是引发子宫内膜异位症的原因之一，这与生理用品和纸尿裤与经皮毒吸收率最高的性器官直接接触不无关系。

卫生巾和纸尿裤在制造过程中必须对作为原料的纸浆进行漂白和杀菌，此时，大部分使用的都是氯化物系漂白剂，这种物质在燃烧时就会产生二噁英。至于卫生棉条和纸尿裤在使用时是否会产生二噁英的问题尚不明确，但是一定要认识到它与子宫内膜异位症的发病率是有关系的。

此外，为吸收经血或尿液，此类产品中还添加了高分子聚合物。高分子聚合物是吸收水分后会使水分凝固、防止其漏出的物质，它也会引发皮肤问题。

在婴儿大便后擦拭臀部用的湿巾里也含有大量的有害化学物质，如保存剂、防氧化剂及保湿剂等。此类用品之所以能够长时间保持湿润且不会腐烂，就是含有这些有害化学物质的缘故。婴儿对化学物质几乎没有抵抗力，使用这类化学物质的危害性可想而知。在日常生活中使用的某些普通湿巾中也含有和婴儿用湿巾相同的成分。

4. 驱虫喷雾的毒性非常高

农药和杀虫剂原本就是为了消灭虫子而制造的，不可能没有毒性。农药和杀虫剂几乎使用了同样的成分，即使是家庭用的杀虫剂也含有很多与工业用杀虫剂相同毒性的有害化学物质。

　　杀虫喷雾、喷雾型防虫剂、防虫贴片、除虫喷雾等绝大部分的杀虫剂都是由危险性很高的有害化学物质制成的。

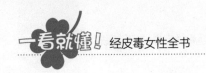

如何选择危害性小的洗涤剂和化妆品

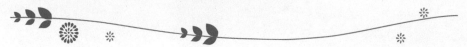

　　制造日用品时用到的合成表面活性剂种类很多，即使分子结构相同，也会用不同的名称标记出来。例如，在洗发水的成分表中，将多种合成表面活性剂与有效成分一起列出，消费者无法区分到底哪个是有效成分，哪个是合成表面活性剂。

　　作为选择日用品的标准之一，标有"肥皂成分""无添加""无香料""无着色"的产品可以说是相对安全的。只是，即便写着"无添加"，也不能断言产品中没有添加合成表面活性剂或合成化学物质。为了商品正常销售，厂商不得不使用储存剂和品质稳定剂，以防止产品变质。

　　而最不可靠的就是标有"温和""低刺激""弱酸性"等字眼的产品，这些产品只是在制作时配合使用了不容易引起过敏性反应且刺激性较小的化学物质而已，主要原料仍然是合成表面活性剂和合成化学物质。

　　现在，市面上也出现了很多以天然成分为主要原料或者使用成分已被认可为安全无害的洗涤剂和化妆品。比起用合成表面活性剂和合成化学物质制成的产品，这类产品安全性要高得多。但是，天然原料也可能会受到农药等物质的污染，或者在加工阶段使用了一些有害化学物质。还有一些产品虽然在成分表中写着"天然""自然"等字样，但实则只是在有效成分中添加了少量的天然成分而已，主要的原料仍然是合成表面活性剂和合成化学物质。

即使是天然成分，也有人对它有过敏反应。既然是作为商品在市场上销售，就不可能存在完全无害的产品，健康的人几乎感觉不到疼痛和刺激，所以很难想象洗涤剂和化妆品中的有害化学物质会侵入人体，而这也正是经皮毒的可怕之处。

因此，从防治妇科疾病的角度考虑，请尽量不去选择含有合成表面活性剂和疑似为环境激素的化学物质的产品，发现和选择值得信赖的品牌也是比较有效的方法。

女·性·专·栏 13

如何选择安全的日用品

● 养成购买前查看标签上的成分表，确认是否含有害化学物质的习惯。

●不要使用成分中含有合成表面活性剂的产品。

●洗涤剂要选择成分表中标有"肥皂成分""纯肥皂成分"的产品。

●尽量选择标有"无添加""无香料""无着色"的产品。

●选择使用天然成分或将天然成分作为主要原料的产品。

●不要只追求"保湿""清爽""彻底清洁"等使用时的感受。

●不要轻易相信"温和""低刺激"等宣传用语。

●如果使用后皮肤出现刺痒等感觉或干燥、脱皮等现象，应立即停止使用。

●选择值得信赖的品牌。

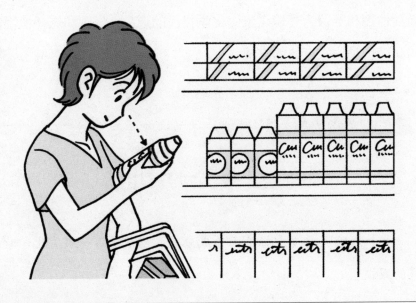

肠道健康，皮肤的免疫力也会增强

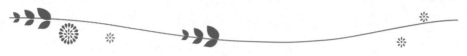

　　为了能够免受有害化学物质的影响，远离妇科疾病，我们介绍了可以减少经皮毒侵入的生活方式，但前提是皮肤一定要健康。如果皮肤有伤口或疾病，经皮毒的吸收率就会提高很多。尤其是患有过敏症和特异性反应的人，特别容易受到化学物质的影响。

　　过敏和特异性反应是免疫功能异常造成的，如果身体不健康，皮肤对有害化学物质的反应就会加大，会引发湿疹或炎症，对化学物质的吸收率也随之提高，形成恶性循环。

　　为了不让免疫力降低的皮肤受到有害化学物质的影响，对策之一就是提高肠道免疫力，因为皮肤免疫力的强弱与肠道的免疫力有着密切的联系。

　　肠道虽在身体的内部，其实是与皮肤相连的。口腔和肛门的内侧被外界异物容易侵入的黏膜覆盖，不像皮肤那样有角质层，能起到屏障作用。

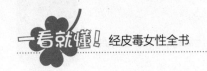

多数黏膜为只有一层上皮细胞覆盖着的结构，所以不仅是有害化学物质，也是其他大部分病原微生物的入侵途径。肠道黏膜的表面积非常大，约为 400 平方米（约为 1.5 个网球场的面积），其中黏膜占了大部分。有害化学物质和病原体是引起很多障碍和疾病的原因，为了防止它们侵入人体内，一种被称为 IgA 的免疫抗体在肠道中发挥着重要作用。

免疫抗体共有 5 种，其中的 IgA 抗体存在于初乳中，是保护没有抵抗力的婴儿免受外界病原体侵害的抗体，在免疫功能中起到非常重要的作用。IgA 抗体是由皮肤和黏膜表面分泌的，与其他的免疫系统一起，共同抵抗外界异物和病原体的入侵。如果 IgA 在肠道内能够正常分泌，那么在与之相连的皮肤上也会有所反应。

当肠道内有较多乳酸菌时，IgA 的分泌就会比较旺盛。说到乳酸菌，我们一般会想到酸奶，但也可以从腌菜、味噌、纳豆等发酵食品中获取。

此外，被称作茶氨酸的绿茶成分可以使肠道中一种叫作 $\gamma \delta T$ 细胞的免疫细胞活跃起来，这样也可以增加 IgA 的分泌量。初乳中含有的乳铁蛋白成分也可以使肠道健康。通过摄取发酵食品、茶氨酸、乳铁蛋白等营养元素就可以提高肠道和皮肤的免疫力。

肠道健康了，皮肤也就健康了，也就有了可以对付经皮毒的抵抗力，所以请注意保护肠道的健康。

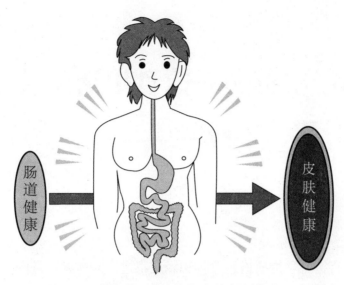

肠道健康，皮肤的免疫力也会增强

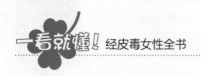
远离经皮毒——饮食生活至关重要

防止有害化学物质通过食物和经皮毒进入人体内，是保护女性远离妇科疾病、保护孩子免受化学物质影响的有效手段。但是，生活在这样一个充满有害化学物质的现代社会中，完全排除它们是不可能的。

二噁英、双酚 A 这样的环境激素可从母亲的胎盘和脐带中检测出来，在我们的毛发和尿液中也检测出了水银、铅及镉等有害重金属。

为了尽可能把体内积蓄的有害化学物质的影响降到最低，首先要让身体具备对有害化学物质的抵抗力，而且，要打造一个容易代谢有害化学物质的身体。为达到这一目的，饮食生活至关重要。

在饮食生活中最重要的是维持营养的均衡。碳水化合物、脂肪、蛋白质、维生素以及矿物质，最好平均摄取。无论哪一种过剩或欠缺，都无法造就一个健康的体魄。

合理地摄入维生素可以提高身体的免疫功能，增强对付有害化学物质的抵抗力。另外，以环境激素为代表的有害化学物质具有阴离子的性质，因此，摄取具有阳离子性质的矿物质类营养素可以吸附有害化学物质，使其更容易排出体外，增强身体的代谢功能。此外，可以促进体内老旧废弃物排出的膳食纤维对有害化学物质的排出也十分重要。

　　维生素、矿物质是保护女性远离经皮毒性妇科疾病的重要营养素。有研究者认为，现代人之所以受经皮毒等有害化学物质的影响越来越大，比起化学物质的蔓延，更主要的原因也许是在每天的饮食生活中并没有合理地摄入提高抵抗力和增强代谢所必要的维生素和矿物质。正因为如此，从饮食中摄取营养对女性来说至关重要。

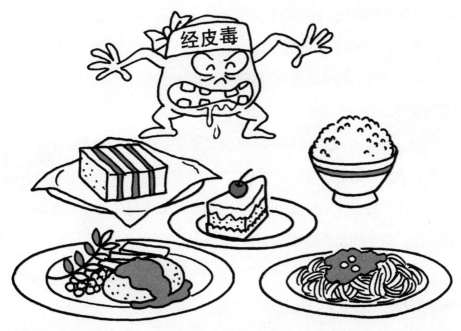

在每日的饮食生活中，不能充分摄取重要的营养，就会加剧经皮毒的危害性

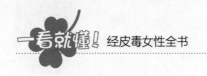

预防体寒的饮食方法

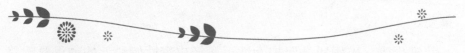

预防体寒比较理想的对策是从每天的饮食中摄取必要的维生素和矿物质，同时尽可能少食用"白色食材"。所谓白色食材，指的就是白米、精制小麦粉、精制食盐、精制白砂糖等精细加工成白色的食材。

很多主食或菜品中都有白色食材，但是从营养方面来看其实是不尽如人意的。因为这类食材在精工细作的过程中，所含的维生素和矿物质等重要营养素大部分都被去除了。

米、小麦、盐、砂糖在每天的饮食中是不可或缺的重要食材。以往，人们吃的是没有经过精细加工的食材，可以从中摄取到很多的维生素和矿物质。现代人却因食用白色食材而使身体必要的营养素摄取不足，最终导致身体状况不佳。

从中医的观点来看，多数妇科疾病是因血瘀引起的。血瘀会引起痛经和月经失调，也是导致冷寒症、肩周炎、便秘的原因之一。

为了防止血瘀，我们要多食用黄绿色的蔬菜以使血液流动畅通，也能防止身体过寒。现在很流行在甜食和蛋糕中加入杧果、木瓜等产自南方的水果，而这些热带水果是容易使体质变寒的。

此外，生活不规律、穿着单薄也会导致体寒。

有种被称为"长寿饮食法"的健康饮食方法，即选用当地种植的食材并尽可能地减少加工程序，以接近食物天然的状态食用，通过饮食达到与自然和谐、统一的目的。

"长寿饮食法"认为，人们以全粒谷物（糙米、全麦面粉等）为主食，用根菜类蔬菜以及豆类、海草类食材做成菜肴，有选择地食用水果、坚果、白肉和鱼，每月适量食用肉、蛋和乳制品等。

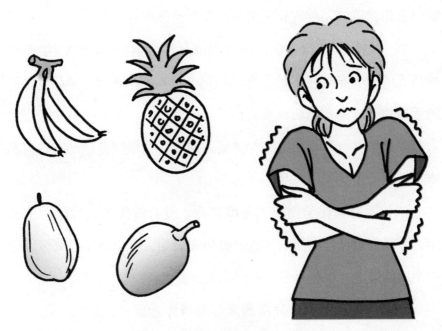

热带地区的水果易使体质变寒

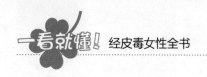
有排毒功效的保健品

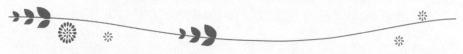

　　一年四季都在超市里售卖的蔬菜以及真空冻结干燥或蒸馏加工的食品，已经失去了原有的大部分重要营养。食材还是要在当季趁着新鲜食用，这样不仅吃起来美味，营养也很丰富。

　　在我们每天的饮食中，虽然热量足够，但是摄取的维生素和矿物质类的营养素往往不足。为了补充这种不足，服用保健品也是有效的手段之一。为预防妇科疾病和提高代谢功能，基本的做法是服用复合维生素和复合矿物质类的保健品。此外，再根据自己缺乏的营养元素来补充食用其他保健品。

　　从代谢有害化学物质的角度来看，复合维生素具有阳离子的作用，可以促进化学物质的排泄。有研究表明，富里酸和香菜可以促进重金属的排泄，也就是说具有解毒的效果。

　　一般认为重金属、环境激素等对身体造成不良影响的化学物质是毒素，而将其排出体外的过程则被称为排毒（detox）。毒素的排出有尿液、粪便、汗液及毛发等途径。

排毒的基本方法是，每日饮用约 2 升洁净无污染的水，排出的尿液 pH 值以 6.5—7.5 为好。使用远红外线发汗的方法可以使有害化学物质和重金属通过汗腺排出体外，这也是十分有效的排毒方法。

在美容界，有些机构在推行清洗头皮的服务项目，这是利用了皮肤和毛发正常的酸碱度为 5.0 左右时，可从毛孔深处将老旧废物吸出的原理。此外，断食也可有效排毒；定期运动，尤其是有氧运动可以增强排毒效果。

在日本，医院曾进行过这样的调查：让试用者服用含有富里酸的保健品，然后观察尿液中有多少重金属排出。结果显示：虽然有个体差异，但是与没有服用保健品时相比，试用者通过尿液排出的重金属含量有所增加，排出量依次为铝、镉和汞。

用当时的检测方法只能够计算重金属的排出量，但由此也可以预测：如果一并摄入阳离子，那么其他的化学物质，如环境激素等也是有可能排出体外的。

此外，绿茶中的茶氨酸成分具有使 IgA 抗体活性化的作用，所以也是可以提高免疫力的营养素。

茶氨酸当然可以通过饮用绿茶摄取，只是想要达到预期效果，要喝约 20 杯的绿茶。如果真的喝 20 杯绿茶，虽然可以摄取足量的

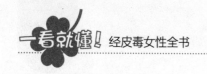
茶氨酸，但也会摄入大量的绿茶中的咖啡因，这样反而会对肠胃和肝脏造成负担。因此，还是推荐服用保健品。

女 性 专 栏 14

有效排出二噁英的药物

在环境激素中，二噁英被认为是难以排出体外的化学物质。这是因为在随粪便和尿液排出之前，它被肠道再次吸收而重新回到了体内。

高脂血症是更年期综合征的常见病，治疗这一疾病，有一种名为考来替兰的药物，这种药物具有抑制胆固醇在肠道内的再次吸收并使其排出体外的疗效。

在东京大学堤治教授的著作《环境生殖学入门》一书中提到一个调查结果：患者在服用了考来替兰之后，在胆固醇值降低的同时，体内二噁英的含量也有所减少。

此外，该书还介绍到，治疗有毒物质引起的急性中毒时所用的药用炭（易于服用的加工产品），也对二噁英的排出有一定的作用。

母亲和胎儿必需的营养素有哪些

　　怀孕中的母亲必须保证营养均衡的饮食，这是最基本的要求，此外，怀孕期间还要摄入比平时更多的叶酸、铁、膳食纤维等。

　　叶酸是维生素 B 复合体之一，多存在于芦笋、西蓝花等黄绿色蔬菜和动物肝脏中。如果人体缺乏叶酸，会因造血功能低下引起贫血或加剧妊娠反应。

　　最令人担忧的是，如果妊娠时缺乏叶酸，可能会引起胎儿的脊髓分裂症。通过服用保健品等方式摄取叶酸可以预防这种异常的发生。此外，叶酸还可以修复染色体的损伤，所以建议想要生育的女性摄取适量的叶酸。

　　妊娠三四个月时是胎儿成形的重要时期。因为叶酸与胎儿的形成密切相关，所以如果在这个时期缺乏叶酸，很可能引起胎儿的重大障碍。

　　胎儿在卵子分裂的时候开始发育，从卵子开始细胞分裂的孕前

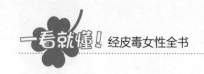

90天到怀孕后三四个月，是特别需要充分摄入叶酸的时期，然而孕妇在这段时期往往又不会发现自己怀孕。所以，准备生育的女性应当在平时就注意摄取叶酸。

妊娠中往往会缺乏铁元素，这样容易导致孕妇贫血。如果母亲贫血，就可能无法给腹中的胎儿提供充足的氧气，由此出现胎儿发育不良的情况。因此，孕妇应当摄取比平时更多的铁元素。

妊娠中会因激素平衡的变化而使大肠蠕动缓慢，因此孕妇常被严重的便秘困扰。便秘会导致体内的废弃物质不能及时排泄出去，所以在怀孕时应当摄入比平时更多的膳食纤维。

对于摄取铁和膳食纤维，效果最佳的食物当属西梅。西梅中不仅含有丰富的铁和膳食纤维，还含有大量的维生素，更容易使阴离子的化学物质排出体外。

西梅还具有很好的抗氧化作用。通过活性氧防止血液老化，从而激活细胞，预防衰老。西梅的抗氧化作用并不只是针对孕妇，对所有的女性都有很好的效果。譬如，可以预防绝经后易患的高血压和糖尿病，还可以防止血瘀，由此减轻子宫内膜异位症的症状。

除了西梅，洋葱、可可和红葡萄酒中含有的多酚也具有抗氧化作用。

此外，通过动物实验可知，由松树皮制成的名为碧萝芷、恩卓松树醇的保健品也具有很强的抗氧化作用。这些营养素还具有减缓阵痛和促进母乳分泌的效果。

大豆食品的奇效

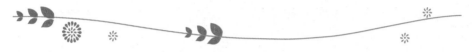

　　大豆中含有与雌激素具有相似作用的大豆异黄酮以及与孕激素具有相似作用的薯蓣皂苷。当然，不仅是大豆，很多植物中都含有与女性激素作用相似的物质，如山药、三叶草、欧芹、西芹和茴香等。

　　三叶草中的激素作用物质与雌激素具有相似的作用，在澳大利亚发生过羊因为摄取过多的三叶草而引起生殖异常的事件，三叶草的这种性质由此为人所知。

　　通过发生在羊身上的生殖异常的事件，人们曾经认为这些植物性激素与环境激素一样会对人体造成不良影响，属于环境激素的一种。但是现在已经证实大豆异黄酮是对女性十分有益的植物性激素。

　　大豆异黄酮的激素作用是非常温和的。当雌激素分泌不足时，大豆异黄酮可以和雌激素受体结合并缓慢地补充雌激素的不足；而在

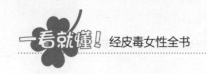

雌激素分泌充分的时候，又可通过可逆反应与受体一同自然分解。因此，大豆异黄酮达到了防止激素平衡紊乱的效果。

环境激素和合成激素等化学物质则不同，它们一旦与受体结合就不会自然分解，即使在雌激素分泌量充足的情况下，也会保持原形残留在体内，从而导致雌激素过剩或是向大脑传递错误的信息，破坏原来的激素平衡。

大豆异黄酮本身所具有的女性激素作用较为薄弱，若长时间与雌激素受体结合，可以代替环境激素和合成激素占据受体，从而消除环境激素和合成激素较强的激素作用。因此，可以认为大豆异黄酮能够有效抑制具有激素作用的化学物质的不良影响。

由此可见，天然的植物激素能够自然分解，可以调节体内原有的激素水平且没有大的副作用，这就是为什么说每天食用大豆食品对女性有好处的原因。大豆异黄酮现已作为保健品在市场上销售。

但是，即使大豆异黄酮的激素作用非常微弱，也不建议孕妇和孩子将其作为保健品服用。因为胎儿和婴幼儿摄入后很可能引起激素作用无法复原的不可逆反应，从而影响到原本的激素活动，具有一定的危险性。我们可以通过正常的饮食获取大豆异黄酮，但是不要通过服用保健品过多地摄取。

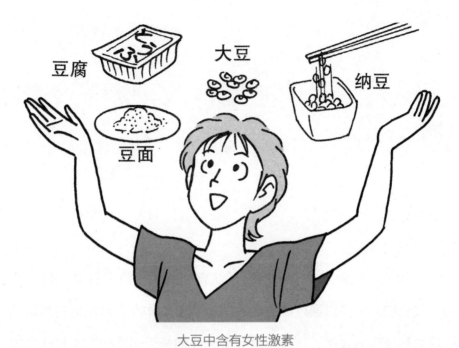

豆腐

大豆

纳豆

豆面

大豆中含有女性激素

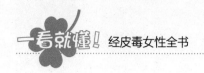
使用天然型孕激素膏改善激素平衡

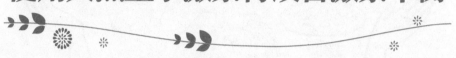

天然植物性激素并非只能通过饮食和服用保健品这样经口吸收的方式获取，也可以通过经皮吸收的方式摄入体内，以此达到预防和改善妇科疾病的效果，在这方面我所关注的是天然型孕激素膏的合理使用。

天然型孕激素膏是美国的约翰·R.李博士推广的。一般认为更年期综合征是因为雌激素分泌量减少引起的。而与此相对，他提出了新的理论，即更年期症状是孕激素的分泌量降低所致。

天然型孕激素作为药物服用时的吸收率较低，即使吸收了大部分也会被胃和肝脏分解掉，所以几乎没有作为口服药使用的情况。而且，因为其很难在水中溶解，所以即使是涂抹在皮肤上也几乎不会被吸收。

于是，为了使皮肤更容易吸收，医者开发出了天然型孕激素膏并将其作为减缓更年期症状的药物。但因为没有被当作医药品，而是把它当作化妆品，所以似乎并没有进行像医药品那样严格的检查。

在试用调查中约有 7% 的人出现了诸如下腹疼痛（与痛经相似）、乳房胀痛、乳汁分泌、性器官非正常出血、易困、湿疹等副作用，其中有 2 人因涂抹过量而出现了月经紊乱、情绪不安、头晕等症状。

调查结果显示：使用天然型孕激素膏后，试用者的更年期综合征症状和伴随萎缩性阴道炎的尿失禁、阴道干涩等症状得以缓解。而对于子宫肌瘤的效果，在试用者中有 30% 的人反映肌瘤缩小，还有患者改善了经量过多和经前综合征（PMS）的各种症状。

抛开压力，轻松生活

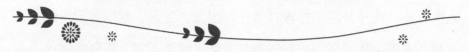

妇科疾病和月经异常很大程度上受心理因素的影响。女性应该都有过因为情绪不安或持续紧张而导致月经不来潮的情况吧。

除了妇科疾病，精神压力也是病因之一。最新的研究表明：压力过大会消耗体内的维生素，降低人体免疫功能。

少量的压力可以活跃脑部活动，是人体的生命活动不可缺少的，但是如果压力过大，则会成为身体状态不佳的原因。尽管如此，人不可能做到随心所欲地立即切换到没有压力的生活中，那么究竟该怎么做呢？

如果不能改变生活的状态，就请试着改变自己吧。原原本本接受现在的自己，怀着感恩的心对待身边的人和事，压力自然就消失了。实际上，感恩的心态可以使内心变得柔软，消除人心中的芥蒂。

每天都有意识地做一些对他人有益、让别人开心的事情，比如，每天都为家人打扫浴室等。

　　成为对异性有吸引力的人，也可以使自己的内心变得坚强。都说恋爱中的女人是最美的，大家也许都有过这样的经历，在恋爱的时候，不会过于在意人际关系的纠葛。

　　另外，感情的宣泄也较为重要。都说哭和笑是心灵的维生素；感动会让心胸变得宽阔；眼泪是内心积攒的情绪的发泄。也有研究表明：笑可以活跃免疫细胞，缓解病情。正因为如此，发自内心的感动可以养成不向疾病认输的坚强心灵和体魄。

　　坐禅、冥想、瑜伽也是较为有效的方法。比如，用30秒来吸气，再用30秒来吐气的训练。这种呼吸法刚做时可能会觉得有点困难，

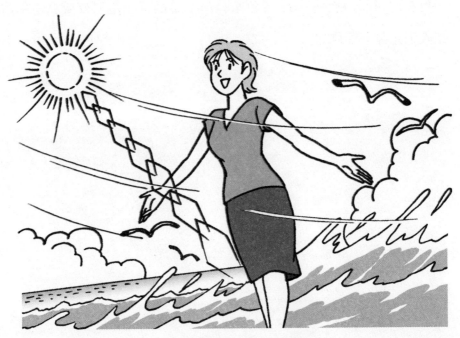

拥有感恩的心态非常重要

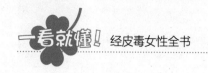
但是只要稍加练习就可轻松地做到。如果没有时间，一天只做一次深呼吸也会使心情变得轻松许多。

有时到户外走一走也是比较好的解压方法，顺便可以转换心境。沐浴一下自然的阳光其实是很有意义的，尤其是夕阳，它可以调整女性的身体状态。比起隔着一层玻璃，还是直接沐浴在阳光下更好。不仅是太阳光，月光浴也可以调整身心的和谐。请尝试体会一下头顶满月、沐浴月光的感受吧。

优质的夜间睡眠可以产生能够使心情平静的5-羟色胺，帮助身心恢复活力。目前急速增多的抑郁症和焦虑症就被认为是因缺乏5-羟色胺而引起的疾病，5-羟色胺分泌不足很可能是熬夜或总是生活在人工光源下导致的。

胎内记忆

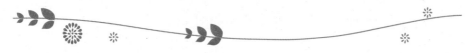

　　我一直致力于研究胎内记忆及诞生记忆（参照女性专栏 15），对我来说，这是毕生的事业。因为我坚信怀孕时倾听胎儿的声音对胎儿与母亲之间的交流是非常有益的。

　　在向孩子们收集胎儿时期记忆的过程中，我发现真的可以从中学习到很多东西。我了解到母亲怀孕时胎儿在腹中感受到的体验和分娩时的状况，与孩子日后的成长和性格有着密切的关系。

　　一般认为，胎儿和刚出生的婴儿几乎没有视力。但是，他们在出生之前实则已经具备了视觉、听觉、嗅觉等五感。关于在母亲腹中的感受，有孩子表达为"很黑但很温暖"，还有孩子说听到了母亲拍打肚子的"咚咚"声或者记得母亲吃过的东西。

　　在胎内看到和听到的事情，胎儿是带着情感和思想认真判断的。

　　在研究胎内记忆的过程中，我开始有了这样的想法，就是每个人都是带着各自的目的来到这个世界的，至少多数的胎儿是凭借坚强

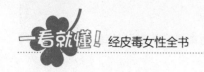

的意志力出生的。

但是，长大之后，人们往往会迷失当初的目的，日复一日地过着勉强的生活，感觉活得很痛苦。这或许就是压力使我们的心灵和身体变得沉重的开始，也是引起疾病的原因。

女性专栏 15

什么是胎内记忆

在 100 年前世界上就有了关于胎内记忆的报告，但是人们一般都认为胎儿是不可能有记忆的。于是，我作了这样一项问卷调查，调查对象为 79 名年龄在 2—7 岁的孩子的母亲，调查内容是了解她们的孩子是否还保留着出生时或是在母亲腹中时的记忆。

调查的答卷远远超出了我的预想，竟然有超过 50% 的母亲说孩子向她们讲述了在胎内以及出生时的样子。

在调查中发现，孩子们记得在母亲腹中时对颜色和声音的感知以及自己拳打脚踢的动作。根据分娩情况的不同，甚至还有孩子提到出生时的痛感和不适感。

更令人惊奇的是，有的孩子就像在腹中通过脐带看到了外面的世界一样，竟然还记得母亲在怀孕时看到的景象。

　　在收集胎内记忆的过程中，我体会到了母亲腹中的胎儿俨然具备着情感和思考能力，也深切认识到在孩子尚未出生时亲子关系是何等重要。

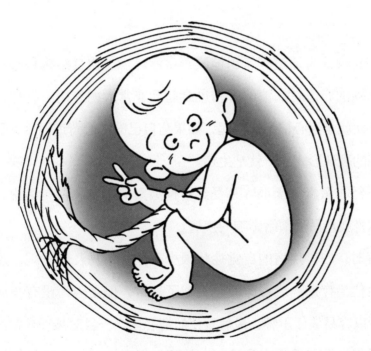

腹中的胎儿具备情感和思考能力

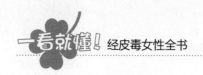

从相信自己的感觉开始

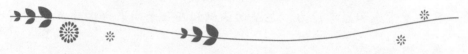

妇科疾病可通过有意识地改善生活环境、饮食结构和心态来预防，乐观的心态对病情的好转也会起到非常大的作用。有种说法认为，疾病就是因心情不佳而起，如果与自己的内心背道而驰，那么这种状态的表现形式之一就是生病。

月经和激素平衡很容易受到精神因素的影响，换句话说，妇科疾病本身就是易受情绪影响的疾病。

有时，妇科疾病的自觉症状很少，往往不易及时发现，从而错过了最佳治疗期；或者即使感觉到了异常，但是因为没有与他人比较，所以容易放任不管，最后致使病情恶化。一旦对某种异常产生不安，最好尽早接受检查和诊断，然而很多女性对妇产科总是望而却步，避而远之。

女性应该找一位值得信赖的医生，如果身体出现什么异常，就应向医生咨询并进行自己可以理解和接受的治疗。心态是治愈疾病非常重要的因素之一，所谓"Informed consent"（知情同意）的医疗方针之所以越来越受青睐，其中也有这样的背景因素。

在本书中，我以化学物质的影响为中心，介绍了一些妇科疾病的预防方法和对策。为了对疾病有更全面的了解，收集相关信息时当然越齐全越好，而生病时到底选择哪一种治疗方法，则要遵从自己内心的想法去决定。选择自己认为正确的方法，是增强疗效的秘诀。

这样说似乎是在推翻我在前面所论述的内容，但是，在我遇到的人中，确实有虽然生活在满是化学物质的环境中却依然健康长寿的人。相反，也有在生活中极力排除化学物质、倾向于极端自然主义的人，却被病痛所困扰。

有统计得出，越是神经质且认真的人，越容易患癌症。所以，请首先相信自己的感觉。只有内心游刃有余、心态平和，才能诚实地聆听自我的声音。

其实答案就在每个人的心中。

后 记

　　都说现在是科学万能的时代。医疗作为科学研究的一个领域，一直以来揭示了各种疾病的本质并攻克了一个接一个的不治之症。然而，科学确实越来越进步，生活确实越来越便利，但是对生活失去希望的人也在逐渐增加，本应担负起未来的孩子们愈加没有活力，哮喘、特异性反应等疾病以及妇科疾病也在急剧增加。

　　如果说与从前相比什么发生了变化，那就是我们身边有害的环境激素化学物质增加了。一直以来，关于合成化学物质的毒性，普遍认为量越多毒性就越强。有些对大人可能并不会显示出太多毒性的物质却能以极少量就影响到胎儿的发育。

　　我是一名产科医生，所以本书主要写了产科医生通过分娩所看到的、对于现有的化学物质的担忧和顾虑。让大家了解现在问题出在哪里并考虑现在应该做什么，是我写此书的首要目的。由衷地希望本书对大家的日常生活多少能有些帮助。

池川明